フィッシュ臨床精神病理学
精神医学における症状と徴候
第3版

パトリシア・ケージー
ブレンダン・ケリー

監 訳
針間博彦
中安信夫

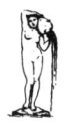

星 和 書 店

Seiwa Shoten Publishers

2-5 Kamitakaido 1-Chome
Suginamiku Tokyo 168-0074, Japan

Fish's Clinical Psychopathology
Signs and symptoms in psychiatry

Third edition

by
Patricia Casey
Brendan Kelly

translated by
Hirohiko Harima
Nobuo Nakayasu

English Edition Copyright © The Royal College of Psychiatrists 2007
Previous editions © John Wright & Sons Ltd.
Japanese Edition Copyright © 2010 by Seiwa Shoten Publishers, Tokyo

This edition of Fish's Clinical Psychopathology
published by arrangement with the Royal College of Psychiatrists, London

本書の出版に至るまでの経緯

中安信夫

本書は Patricia Casey & Brendan Kelly：『Fish's Clinical Psychopathology : Signs and symptoms in psychiatry (third edition)』(Gaskell, London, 2007) の訳書であり，その訳業は，最終的には監訳者の1人である東京都立松沢病院精神科医長の針間博彦氏が主宰された，松沢病院医局での若手精神科医師の勉強会でなされたものである。

さて，この訳業に直接的には携わっていない筆者がこの訳書の監訳者に名を列ね，この序文を記しているのはなにゆえか。いま筆者の手元には上記の原書とともに，その旧版，第2版の Max Hamilton (ed)：『Fish's Clinical Psychopathology : Signs and Symptoms in Psychiatry (second edition)』(Wright, Bristol, 1985) の原書があるが，筆者の蔵書印の脇に記された「'92.6.11」の日付がこの事情を物語っている。というのは，上記 1992年6月11日から翌1993年11月11日まで1年5カ月にわたって2～3週間に1回の割で都合28回に及んだ，東大精神科にて筆者が主宰した輪読会で，先の Hamilton, M. 編集による第2版の翻訳が既になされていたからであり，上記の第3版の翻訳は第2版から第3版への改版に際しての変更・追加部分を中心になされたという経緯があるからである。

いまとなっては，もはや19年近くも前のこととなるが，1991年6月筆者はそれまで東大紛争のさなかの1969年以来四半世紀近くにもわ

たって外来派と病棟派に分裂していた東大精神科の統合の実務上の責任者として，7年ぶりに東大精神科に戻ってきた。各々別個に行われていた外来派と病棟派の症例検討会に参加しながら，まるで別の大学かと見まがうほどのあまりにも違う症例検討会の内容に驚くとともに，共通したものとして精神症候学の貧困さにもまた驚いたのであった。そこで筆者は，それまで別々に研修を受けていた外来派と病棟派の研修医の双方に声をかけ，共通の勉強の場として上記の書物を取り上げた輪読会を催したのであった。ただ，公然と述べることはなかったが，この輪読会を企画した筆者の心中には，ただに勉強の場を設けるというだけでなく，急務を要する東大精神科の統合はいまだ'手垢が付いていない'研修医の統合から始めるべきとの深謀遠慮があった。幸いというか，この輪読会にはその存在を聞きつけた東大分院神経科の研修医や医学部保健学科精神衛生学教室の大学院生も駆け付けてくれて，それまで接触することすらなかった外来研修医と病棟研修医，加えて分院研修医，精神衛生学院生が一同に会する場となったのである。長年の研究室封鎖が解かれた赤レンガ棟（精神科病棟・研究棟）の，古び汚れた実験器具が足下に転がっている薄暗い元実験室の実験台に本を広げつつ，和気藹々のうちにもみなが真剣に取り組んでいた輪読会の光景をいまも筆者は鮮やかに思い出すことができる。

　監訳者の序文としては異例の書き出しとなったが，それ以前にたまたま買い求めていた上記の Hamilton, M.（ed）:『Fish's Clinical Psychopathology : Signs and Symptoms in Psychiatry（second edition）』を輪読会の素材として筆者が取り上げたのは，もちろんこの書に筆者がいたく感銘を受けていたからである。ドイツ記述現象学的精神病理学の厳密さとイギリス臨床精神医学のプラグマティズムのほどよい融合，各々の精神病理学用語に対する簡にして要をえた解説，全編を通じてのエスプリに富んだ批判精神などが，筆者がこの書に魅惑された理由であるが

（この書がいかに優れたものであるかは，精神病理学の本家本元であるドイツで，いわば逆輸入の形で本書のドイツ語訳が出版された一事でもわかろうというものである：Übersetzt von K. Brandt：『Max Hamilton Klinische Psychpathologie』Enke, Stuttgart, 1984)，各自が分担して翻訳してきた訳文を，輪読会を開始したその年，1992年に精神科外来に入局し，のちに de Clérambault, G. の『Automatisme mental』（『クレランボー精神自動症』星和書店，東京，1998）や Schneider, K. の『Klinische Psychopathologie』（『新版 臨床精神病理学』文光堂，東京，2007）を翻訳出版することになった，語学の才に溢れた針間氏が一語一句翻訳作業をチェックし，筆者が精神医学的解説を加えるといった格好でこの訳業は進んでいったのである。

輪読会が終了した後において，その当時の，精神症候学は無いに等しい DSM の隆盛の気運に抗すべく，筆者はこの訳業を出版すべしとの考えで針間氏に全文の見直しを委嘱し，その委嘱に針間氏は早々に応えられたのであったが，この訳文は長らく筆者の研究室の書棚で埃に埋もれることとなった。というのは，筆者が東大精神科統合の任に忙殺されることになったからであった。

輪読会に参加した研修医たちはその後みな東大精神科を去り，その多くが臨床の第一線で活躍されているが，針間氏も松沢病院に移られた。しかし，2007年，先の第3版が出版されるに及んで針間氏は独自に松沢病院の若手を組織し，改訂部分の翻訳作業を開始されたのであった。そして，その成果がいまここに本書として結実することになったのである。

筆者は近年，『精神科臨床を始める人のために―精神科臨床診断の方法』（星和書店，東京，2007），『体験を聴く・症候を読む・病態を解く―精神症候学の方法についての覚書』（星和書店，東京，2008）を相次いで出版した。それはひとえに崩壊の危機に瀕しているともいえる臨床

精神医学の伝統を復活せんがためであるが，その伝統を正しく伝える，この，香気あふれる精神症候学の名著の監訳者に名を列ねることができて，筆者はいま，心底からの嬉しさを感じている。

なお，以上のように本書は第2版および第3版の翻訳作業に従事したすべての人々の力を結集した労作であり，一々のお名前をあげて監訳者としてその労をねぎらいたいと思う。

2010年3月　輪読会の日々に想いを馳せつつ

【翻訳者】

東京大学医学部附属病院精神神経科（1993年当時）
　浅水美紀／井上雅之／上野秀樹／清水伸彦／須藤康彦／中安信夫
　針間克己／針間博彦／福島徹也／吉永千恵子

東京大学医学部附属病院分院神経科（1993年当時）
　丸田伯子

東京大学医学部保健学科精神衛生学教室（1993年当時）
　植平初美／菊池安希子／澤 明日香／原 聡子／松田 修

東京都立松沢病院（2007年当時）
　浅野未苗／五十嵐 雅／岡田直大／河上 緒／北山奈理子／崎川典子
　白井有美／德永太郎

日本語版への序文

　1967年に出版された『フィッシュ臨床精神病理学』は時の試練に耐えた著作であった．1985年，イングランド・ニューキャッスル大学の博識な Max Hamilton 教授の編集による第2版が出版された．DSM や ICD といった分類体系が精神医学を支配するようになる前の時代に，この著作は何世代にもわたって将来の精神科医を育てる上で必須の役割を果たしてきた．DSM や ICD という方式のおかげで精神医学は科学的研究が可能な領域として前進したのであり，われわれはこうした側面を心から支持するものである．だがこうした方式を批判する人がいないわけではなかった．DSM と ICD は症状の数と持続期間ばかりを重視した，あまりにも硬直したものであり，それらは総じて症状を社会的文脈から分離することを主張しているため，人間的状態の一部である了解可能な苦しみを医学化してしまうおそれがあると考える人は少なくない．1980年頃，名著『フィッシュ臨床精神病理学』に含まれていた精神科診断の「技」が，無理をしてでも基準に合わせようとする現代の分類方式の影に隠れてしまった．同じ頃にこの書がわれわれの書棚から姿を消したのは，偶然ではなかった．

　『フィッシュ臨床精神病理学』の消滅以降，精神科医の教育に携わる人々は精神病理学の教材として使えるものがないことに気づいていた．われわれはこの空白を埋めるべく，本書の旧版を改訂しアップデートすることを決意した．Gaskell 出版〔現在，王立精神医学会（RCPsych）出版〕がこの改訂の提案を受け入れ，本書が教育面において果たしてきた長い伝統を引き継ぐことになった．

精神疾患に伴う症状，苦しみ，機能障害は普遍的なものであり，──言うまでもなくその表現には特有の文化的要素があるが──，単に欧米化から派生したものでもなければ，1つの社会的環境から派生したものでもない。日本の読者が本書に関心を示してくださっていることがその証明である。

　日本の精神科医がこの第3版に翻訳の価値を認めたことに対し，われわれは慎みながら嬉しい驚きを感じている。『フィッシュ臨床精神病理学』が英国とアイルランドで，また他の国々で何世代にもわたってそうしてきたように，この第3版が日本の嘱望された若い精神科医にとって重要な教育的役割を果たすことを望んでいる。Frank Fish が 1967 年に初版を著した際に果たした大きな役割に比べれば，われわれがこの第3版で果たした役割はごく小さなものであり，われわれは彼に大きな恩義を感じている。

2008 年 6 月
Patricia Casey
Brendan Kelly

序　文

　精神病理学とは心理学的および精神医学的症状の科学であり学問である。臨床精神病理学とは，精神科医が診断的評価と精神保健サービスを行う臨床の中にこの学問が位置づけられたものである。そうしたサービスを有効かつ適切に実施するためには，臨床精神病理学を明確に理解しておくことが必須となる。

　1967年，Frank Fishは『臨床精神病理学：精神医学における症状と徴候』(Fish, F., 1967) という表題の，精神病理学に関するわずか128ページの著作を著した。その簡潔さにもかかわらず，いやむしろその簡潔さのために，本書はまもなく医学生，精神科研修医，および精神保健サービスを行うすべての医療従事者のための必須テキストとなった。1974年，Max Hamilton編による改訂版が『フィッシュ臨床精神病理学』として出版され (Hamilton, M., 1974)，1985年，その第2版が出版された (Hamilton, M., 1985)。

　近年，『フィッシュ臨床精神病理学』は絶版となり，入手不可能となっていた。この第3版の目的は，この古典的テキストを新世代の精神科医と研修医に紹介し，また現存するファンにFishの原著の優雅な洞察といつまでも持続する価値を改めて知らせることである。

　『フィッシュ臨床精神病理学』を改訂することは，畏れ多く，かつ刺激的な体験であった。Fishの原著の精神を保持するよう常に努めたが，用語上の慣習の変化を考慮し，さまざまな領域で言葉遣いを改めた。文献もアップデートし，さらにパーソナリティ障害，認知の変容，防衛機制，記憶，稀な精神症候群に関して新しい項目を追加した。

こうした改訂が行われてはいるものの，このテキストは，1世代にわたる精神科医たちの臨床教育と臨床実践を形作ってきた，Fishの『臨床精神病理学』原著が持っていた精神に忠実であるとわれわれは考えている。われわれはこの第3版が現代の読者にとってもこれまでと同じように役立つことを願っている。もしそれが成功するとすれば，それはもっぱらFrank Fishの元々の洞察のおかげであり，失敗に終わるとすれば，それはわれわれの責任である。

Patricia Casey
Brendan Kelly

■文　献

Fish, F. (1967) *Clinical Psychopatholgy: Signs and Symptoms in Psychiatry*. Bristol: John Wright & Sons.

Hamilton, M. (ed.) (1974) *Fish's Clinical Psychopathology: Signs and Symptoms in Psychiatry* (revised edn). Bristol: John Wright & Sons.

Hamilton, M. (ed.) (1985) *Fish's Clinical Psychopathology: Signs and Symptoms in Psychiatry* (2nd edn). Bristol: John Wright & Sons.

目　次

本書の出版に至るまでの経緯 iii
日本語版への序文 vii
序　文 ix

第1章　精神医学的障害の分類 1
　症候群と疾患　2
　旧来の区別　3
　　1. 器質性症候群　3
　　2. 機能性症候群　5
　パーソナリティ障害と心因反応　7
　現代の分類　8
　DSM-IV と ICD-10 の比較　14
　　1. DSM-IV　14
　　2. ICD-10　16
　面接表　17

第 2 章　知覚の障害 21

感覚変容　21

1. 強度の変化（感覚過敏，感覚鈍麻）　21
2. 質の変化　22
3. 空間形態の変化（変形巨視症）　22
4. 時間体験の変容　24

感覚錯誤　25

1. 錯覚　25
2. 幻覚　27

   a. 定義　27

   b. 原因　29

   　(1) 情動　30

   　(2) 暗示　30

   　(3) 末梢感覚器官の障害　31

   　(4) 感覚遮断　32

   　(5) 中枢神経系の障害　32

   c. 各感覚の幻覚　32

   　(1) 聴覚（幻聴）　33

   　(2) 幻視　36

   　(3) 嗅覚（幻嗅）　37

   　(4) 味覚（幻味）　38

   　(5) 触覚（幻触）　38

   　(6) 痛覚および深部感覚　39

   　(7) 「気配」の感覚　40

   d. 幻覚症候群　41

   e. 特殊な種類の幻覚　42

   　(1) 機能性幻覚　42

   　(2) 反射幻覚　42

　　　　（3）域外幻覚　43

　　　　（4）自己像幻視もしくは幻の鏡像　43

　　　　（5）入眠幻覚と出眠幻覚　44

　　　　（6）器質性の幻覚　45

　　f．幻覚に対する患者の態度　46

　　g．身体像の変容　47

第3章　思考と会話の障害 ……………………………………………… 51

　知能の障害　51

　思考の障害　53

　　1．方向性のない空想的思考ないし「自閉的」思考　53

　　2．思考障害の分類　54

　　　a．思路の障害　54

　　　　（1）思考速度の障害　55

　　　　　①観念奔逸　55

　　　　　②思考の制止ないし緩徐化　56

　　　　　③迂遠　56

　　　　（2）思考の連続性の障害　57

　　　　　①保続　57

　　　　　②思考途絶　58

　　　b．強迫観念，強迫行為，思考所有の障害　58

　　　　（1）強迫観念と強迫行為　58

　　　　（2）思考疎隔化　60

　　　c．思考内容の障害　62

　　　　（1）一次妄想　63

　　　　（2）二次妄想と体系化　64

(3) 妄想の内容　66

　①被害妄想　66

　②不貞妄想　68

　③被愛妄想　69

　④誇大妄想　69

　⑤心気妄想　70

　⑥罪業妄想　71

　⑦虚無妄想　72

　⑧貧困妄想　72

(4) 妄想の現実性　72

(5) 妄想の基盤にある病理　73

d. 思考形式の障害　74

(1) 一時的思考　76

(2) 混合思考　76

(3) 散漫思考　76

e. 会話の障害　76

(1) 吃音　76

(2) 無言もしくは緘黙　77

(3) 的はずし応答　78

(4) 言語新作　79

(5) 会話錯乱，統合失調言語症　80

(6) 失語　80

　①受容失語　81

　②中間失語　82

　③表出失語　82

第4章　記憶の障害 ……………………………………………………… 87

健　忘　89

1. 心因性健忘　90
2. 器質性健忘　91
   a. 急性脳疾患　91
   b. 亜急性粗大脳疾患　92
   c. 慢性粗大脳疾患　92
3. その他の健忘　93

記憶の変容ないし記憶錯誤　93

1. 想起の変容　93
   a. 回顧性錯誤　93
   b. 虚偽記憶　94
   c. 隠蔽記憶　95
   d. 作話　95
   e. 空想虚言　96
   f. ミュンヒハウゼン症候群　97
   g. 的はずし応答　97
   h. 潜在健忘　98
   i. 回顧性妄想　99
2. 再認の変容　99

記憶増進　100

第5章　情動の障害 ……………………………………………………… 103

分　類　104

1. 正常な情動反応　104
2. 異常な情動反応　105

3. 異常な情動表現　107
　　4. 病的な情動表現　109
　　5. 病的な情動の障害　112

第6章　自己体験の障害　119
　自己能動性の意識の障害　120
　　1. 離人症　120
　　2. 情動反響の喪失　122
　自己単一性の即時的意識の障害　122
　自己の連続性の障害　123
　自己の境界の障害　124
　心の理論，意識および統合失調症　126

第7章　意識の障害　129
　意識の夢幻様変化　132
　意識水準の低下　133
　意識の狭縮　134

第8章　運動障害　137
　主観的運動障害：運動行為の疎隔化　137
　運動障害の分類　138
　適応運動の障害　139

1. 表出運動の障害　139
　　2. 反応運動の障害　140
　　3. 目標指向性運動の障害　141
非適応運動の障害　144
　　1. 自生的運動　144
　　2. 異常な誘発運動　148
精神障害における運動性言語障害　152
　　1. 会話に対する態度　153
　　2. 会話の流れ　153
　　3. 衒奇症と常同症　154
　　4. 保続　154
　　5. 反響言語　155
姿勢の障害　155
異常な複雑行動パターン　157
　　1. 非目標指向性の異常な行動パターン　157
　　　a. 昏迷　157
　　　b. 興奮　159
　　2. 目標指向性の異常な行動パターン　162
抗精神病薬による治療と関連した運動障害　164

第9章　パーソナリティ障害　167
定　義　168
次元とカテゴリー　168
パーソナリティの評価　169
　　1. 臨床評価　169
　　　a. 以前の評価法　171

b. スクリーニング法　171
　2. 構造化評価　172
　　a. 質問表　172
　　b. 面接　173
　3. カテゴリー分類　174

各カテゴリーの臨床記述　176
　1. 妄想性パーソナリティ障害　176
　2. 統合失調質パーソナリティ障害　176
　3. 統合失調型パーソナリティ障害　178
　4. 演技性パーソナリティ障害　178
　5. 情緒不安定性パーソナリティ障害　179
　　a. 衝動型パーソナリティ障害　179
　　b. 境界型パーソナリティ障害　180
　6. 非社会性パーソナリティ障害　181
　7. 制縛性（強迫性）パーソナリティ障害　183
　8. 依存性パーソナリティ障害　184
　9. 不安性（回避性）パーソナリティ障害　184

その他のカテゴリー　185
　1. 自己愛性パーソナリティ障害　185
　2. 受動攻撃性パーソナリティ障害　186
　3. 抑うつ性パーソナリティ障害　187
　4. 混合性パーソナリティ障害（ICD-10），特定不能のパーソナリティ障害（DSM-IV）　187
　5. 破局的体験後の持続的パーソナリティ変化　188

付録Ⅰ　精神医学的症候群	191
付録Ⅱ　防衛と変容	199
索　引	209
監訳者あとがき	227
初版から第3版までの著者・編者略歴	234
監訳者略歴	237

第1章

精神医学的障害の分類

　精神医学的障害 psychiatric disorders の分類を論じるには，最終的な疾患分類が病因に基づかなければならないことをまず率直に認めなければならない。さまざまな精神疾患 mental illnesses の原因がわかるまでは，われわれは患者をケアし，他の保健専門家とコミュニケーションし，質の高い研究を行うことを最も可能にする，分類のための実用的な方式を用いなければならない。

　身体医学では，その疾病の病因が知られるはるか以前から症候群 syndromes が存在していた。こうした症候群の一部は，のちに1つの本質的原因を有する真の疾患単位 disease entities であることが示された。たとえば，天然痘と麻疹は紀元前10世紀にアラブ人医師 Rhazes によって入念な記述と鑑別が行われていた。聴診，顕微鏡学，免疫学，電気生理学といった医学の進歩につれて，真の疾患単位であることが判明した症候群もあれば，いくつかの疾患単位に分けられた，あるいは棄却された症候群もある。たとえば糖尿病は，いくつかの異なる病因を有しうる1つの症候群であることが示された。こうしたことを基盤として，分類のための現代的方式は，最終的に特定の疾患を同定しうるよう，研究を促進し，またわれわれの知識を広げる助けとなるべく，症候群を確立しようとするものであった。われわれは，症候群が真の疾患単位であることもあれば，そうでないこともあることを忘れてはならな

い。一部の人は，精神医学的障害が体質的脆弱性および環境的脆弱性とともに誘因にも関連する多因子的な病因によるものであることから，さまざまな精神症候群を別々の疾患として同定するという目標は，とらえどころのない理想でしかないかもしれないと主張している。

症候群 syndromes と疾患 diseases

　症候群とは，群としての独自性を有する諸症状の組み合わせである。もちろん，他の症候群でも生じる症状が含まれていることもあるが，その症候群を特有のものにしているのは諸々の症状の特別な組み合わせである。精神医学においても，医学の他の分野と同じように多くの症候群が1つの特有の際立った症状として始まった。たとえば，19世紀に昏迷，激越，幻覚症は1つの顕著な症状に基づく症候群であった。のちに，他の特定の症状と徴候が同時に出現するという認識によって真の症候群が確立された。症状から症候群へ，そしてさらに疾患へという進展の一例に，コルサコフ症候群 Korsakoff's syndrome がある。当初，Korsakoff はアルコール症患者の記銘力障害と作話を重要な症状として見いだした。のちに，時間と場所に関する失見当識，多幸症，記銘力低下，作話，「路線 tram-line」思考[訳注1)]の存在が，この症候群の鍵をにぎる特徴として同定された。最終的に，アルコール性健忘状態では常に乳頭体に重度の損傷があることが発見され，コルサコフ精神病（症候群）が神経病理学的基盤を有する真の疾患単位であることが確認された。

　時に，症候群を構成する諸症状には意味のある一貫性があるように思われることがある。たとえば，躁病における爽快気分，過活動，談話心迫，観念奔逸はいずれも高揚気分から生じるとものとして了解可能であ

訳注1)「路線」思考 "tram-line" thinking：思考の構えを変えることができないこと。いったん思考がある方向に進み始めると，必要以上にその方向に進み続け，入力情報によって訂正されず，反対にその情報を歪曲する（Fish, F., 1967）。

る。われわれが患者の症状に共感し了解することができるということから，疾患過程の直接的な結果であるといわれる一次症状と，一次症状の心理的加工あるいは一次症状に対する反応である二次症状とが区別されるようになった。一次症状という語はまた，他のいかなる心理的事象からも導出できない症状を表すのにも用いられる。

旧来の区別

　精神疾患のまず第1の主要な分類は，脳の疾患から生じる障害とそうした明らかな基盤のない障害，すなわち器質性状態 organic states と機能性状態 functional states の区別に基づいていた。これらの用語はいまなお使用されているが，精神医学的障害に関連する神経生物学的過程の知見が増えるにつれて，元々の意味は失われてきている。統合失調症と躁うつ病は機能性障害の典型例であるが，遺伝学の果たす役割と神経病理学的な異常を示す証拠が増えてきており，これらの障害には少なくともなんらかの器質的基盤が存在することが示されてきている。実際，『精神障害の診断・統計マニュアル第4版』（DSM-IV; 米国精神医学会，1994）では「器質性精神症候群および障害」のカテゴリーが「せん妄，認知症，および健忘性障害，および他の認知障害」と改称されており，異常な脳機能が役割を果たすと考えられているものは認知症とせん妄のみに限定されていないのである。文字通りの意味にとれば，これらの分類カテゴリー（すなわち器質性 vs. 機能性）は理に適っていないが，伝統に従って使用され続けている。

1. 器質性症候群 organic syndromes
　脳障害による症候群は，急性，亜急性，慢性に分類される。急性器質性症候群 acute organic syndromes で最もよく見られる症状は意識変容であるが，これは夢幻様であったり，抑うつ的であったり，あるいは意

識狭窄的であったりする。4つの亜型が認められ，それらはせん妄，亜急性せん妄，器質性昏迷ないし昏眠，およびもうろう状態である。失見当識，精神活動の散乱，ある程度の前向性健忘はこうした急性器質性状態のすべてに見られる特質である。せん妄 delirium では，意識の夢幻様変化があるために患者は心的表象と知覚とを区別できず，幻覚と錯覚が生じることがある。通常，重度の不安と興奮が存在する。明らかな昏迷ないし昏眠が生じている場合，患者は刺激に対してわずかしか反応しないか，あるいはまったく反応せず，回復後，エピソード中の出来事のことを想起できない。亜急性せん妄 subacute delirium では，意識 awareness の全般的低下と精神活動の顕著な散乱が存在するため，患者は困惑している。個々ばらばらの幻覚，錯覚，妄想が生じることがあり，また意識レベルが変動し，夜間には低下する。この亜急性せん妄状態はせん妄と器質性昏迷の間の移行状態と見なすことが可能である。もうろう状態 twilight state では，意識が狭窄しているために心はわずかな観念，態度，表象の一群に支配されている。こうした患者は困惑しているように見えることがあるが，行動はまとまっていることが多く，複雑な行為をすることも可能である。幻覚が存在していることが多い。器質性昏迷 organic stupor（昏眠 torpor）では，意識レベルの水準が全般的に低下しており，患者は刺激に対する反応が不良であるか，あるいはまったくない。回復後，患者は通常，疾病エピソード中に生じた出来事に関する健忘を残している。

　上記のものに加えて，意識の障害が明白でない器質性症候群も存在する。たとえば，アルコール乱用による器質性幻覚症 organic hallucinosis は，意識清明下で幻覚，多くは幻聴が生じることが特徴であり，それは意識混濁に伴って生じる振戦せん妄の幻覚とは異なるものである。健忘性障害 amnesic disorder（コルサコフ症候群もその1つであるが）もこの器質性障害の群に属するものであり，それは主として，意識清明下で，かつ認知症で認められる他の認知症状を伴わずに生じる単独の記憶

障害によって特徴づけられるものである。

慢性器質性状態 chronic organic states には，健忘性障害のほかに，全般性および局所性のさまざまな認知症 dementia が含まれる。全般性の認知症にはレビー小体病 Lewy body disease，アルツハイマー病 Alzheimer's disease などがあり，最もよく知られている局所性の認知症は前頭葉認知症 frontal lobe dementia（あるいは症候群）である。後者は欲動欠如，見通しのなさ，計画不能，他者の感情に対する無関心を伴うが，見当識障害は存在しない。「ふざけ症 Witzelsucht[訳注2]」と呼ばれる，楽天的な不注意と表面的なユーモアを示す患者もいれば，思考が硬直し，1つの話題から次の話題に移るのが困難な患者もいる。最もよく見られる原因は交通事故で生じるような脳の損傷である。前頭葉損傷の存在は，ウィスコンシンカード分類検査 Wisconsin Card Sorting test やストループ検査 Stroop test を用いて心理学的に評価することができる。健忘性障害は記憶障害が唯一の症状である慢性器質性障害であり，健忘に加えて認知障害の他の徴候（失見当識や注意の障害など）が存在する場合は認知症と診断される。健忘性障害に関わる主要な神経解剖学的構造は視床，海馬，乳頭体および扁桃体である。健忘は通常，両側性の損傷の結果であるが，片側性の損傷によって生じる例もあり，その発現には右半球よりも左半球が重要であると思われる。

2. 機能性症候群 functional syndromes

機能性障害 functional disorders という，現在はほとんど使用されていない用語は，現今しばしば細胞レベルにおいてなんらかのより微細な脳損傷が存在する可能性があるという認識が増しつつはあるが，その基底にすぐにそれとわかる粗大な脳損傷が存在しない症候群を指している。

訳注2）*Witzelsucht*［独］：witzelen= 冗談を言う〔Witz=wit（機知）〕，sucht= 嗜癖。

長年，こうした機能性の精神疾患は慣習的に神経症 neurosis と精神病 psychosis に分けられてきた。神経症患者は自身の疾病に対して病識があり，人格の一部のみが障害されるのであり，現実検討能力が保たれていると考えられてきた。他方，精神病患者は病識がなく，人格全体が疾病によって変容し，その変容した主観的体験が誤った環界を作り出していると考えられてきた。しかし，こうした差異の指摘は過度の単純化である。というのは，神経症性の病態を有する人の多くが病識を欠き，その疾病を受容するにはほど遠く，疾病を過小評価する，あるいはまったく否認することすらある一方で，統合失調症患者が再発エピソードの最中あるいはそれ以前に自ら進んで援助を求めることがあるからである。加えて，うつ病性疾患 depressive illness のような非精神病性の障害によって人格に重大な変化がもたらされる可能性がある一方で，持続性妄想性障害のような精神病性障害の患者の一部で人格が侵されないことがあるからである。

　Jaspers（1962）は，神経症患者を，困難な事態に対して異常な反応を示し，なんらかの防衛機制がその人の体験を変形している人と見なした。たとえば，転換性および解離性障害（以前のヒステリー）では，解離機制が用いられて情動体験が身体症状へと変形される。われわれは誰でもこの機制を用いうるので，神経症患者と正常人との違いは程度の違いということになる。Schneider, K.（1959）は，神経症とパーソナリティ障害が規準から質的ではなく量的に異なっている人間存在の変種であると見なした。しかし，神経症に対するこうした見方は強迫性障害の場合にはあてはまらない。というのは，強迫症状は正常な行動からの変種ではなく，それとは質的に異なっているからである。

　時代の変遷とともに，神経症性 neurotic と精神病性 psychotic という用語の使われ方が変化し，それらは症状，とくに幻覚や妄想のような症状類型を表すのではなく，精神病患者について障害が軽度か重度かを区別する，あるいは自我親和的 ego-syntonic（すなわち，その人にとって

苦痛を生じない，あるいはその人の自己概念ないし自我に適合している）症状と自我違和的 ego-dystonic（すなわち，苦痛を生じ，その人の自己概念に適合していない）症状を区別するのに用いられるようになった。また，「神経症性」という用語を侮蔑の意を込めて用いてきた臨床家もいた。こうした用語がさまざまな意味で用いられたことから多くの混乱が生じたため，DSM-IV は「神経症」という用語を学術語としては完全に排除し，『ICD-10 精神および行動の障害の分類』(ICD-10; WHO, 1992) は，その使用を「神経症性障害，ストレス関連障害および身体表現性障害」と名づけられた障害群に限定している。

パーソナリティ障害 personality disorders と心因反応 psychogenic reactions

　他の精神医学的障害に対するパーソナリティ障害の位置づけは，歴史的に英語圏では世界の他の地域と異なる取り扱いをされてきた。英語圏では神経症をパーソナリティ障害から区別するのが慣例であったが，ドイツ語圏では Schneider を典型とするように，神経症は異常パーソナリティが中等度あるいは軽度のストレスに対して示す反応，また正常なパーソナリティが重度のストレスに対して示す反応であると考えられてきた。この取り扱い方の違いは続いており，DSM と ICD におけるパーソナリティ障害に対する異なる取り扱い方に反映されている。すなわち，DSM はパーソナリティ障害を他の障害とは別の軸に位置づけているが，ICD-10 は両者ともに I 軸に示している（下記参照）。
　心因反応とは心的外傷に対する可逆的で遷延した心理的応答であり，原因となる因子が患者のパーソナリティに及ぼした結果として生じた反応である。たとえば，急性不安とヒステリーは，ストレスによって誘発され，パーソナリティと文化的要因によって規定される心因反応と見なされてきた。時にストレスが精神病性の反応を引き起こすと考えられて

いたことがあり，これは症状性あるいは心因性精神病 symptomatic or psychogenic psychosis^{訳注3)} と呼ばれてきた。たとえば，妄想性パーソナリティの人が結婚生活上の問題が続く中で妻の不貞を疑うようになり，ついにはこれに関する妄想を発展させてくる。機能性精神病によらない妄想状態という考え方は英語圏の精神科医の間では懐疑的に扱われたが，北欧にはとくに心因性精神病と呼ばれるものを支持する者がいた。こうした機能性精神病によらない妄想状態の存在は以前よりは受け入れられるようになっており，現在，ICD-10 では急性一過性精神病性障害 acute and transient psychotic dosorders，DSM-Ⅳ では著明なストレス因子のある，あるいはない短期精神病性障害 brief psychotic disorder と呼ばれている。

要約すると，Schneider（1959）は神経症，心因反応，およびパーソナリティ障害は神経系に病的過程が存在するという意味での疾患ではなく，他方，機能性精神病は真の疾患であると考えたのである。

現代の分類

DSM-Ⅳ（米国精神医学会，1994）は最も新しく出版された精神障害の分類であり，この手引の改訂版である DSM-Ⅳ-TR が 2000 年に出版された。DSM-Ⅳ はアメリカで使用されており，世界保健機関（WHO）が ICD-10（WHO, 1992）を作成したにもかかわらず，これはアメリカではほとんど使用されていない。だが ICD-10 は英国，アイルランドおよびヨーロッパのほぼ全域で使用されている主要な分類である。

1952 年に DSM-Ⅰ が米国精神医学会によって出版されたが，それ以降，DSM-Ⅳ ではそれぞれの症候群に関する詳細な情報が大量に含まれるまでに大きく進歩し，それぞれの障害に関する操作的定義を厳守する

訳注3) 症状性精神病とは，わが国では脳の器質性障害以外の身体疾患に基づく精神症状群をさす用語である。

ことによって，臨床実践上の使用にも研究のための使用にも適したものとなっている。しかし，そうした理由から，DSM-IV は ICD-10 ほど利用者にやさしくなく，またそれを批判する人々からは過度に形式的であると見なされている。興味深いことに，アメリカのメディケア（医療保険制度）用の診療報酬請求書作成コードは，自国の DSM-IV ではなく，ICD のシステムに従うよう義務づけられている。

　一方，ICD-10 はより臨床指向的であり，定義はさほど厳密でなく，操作的定義を避けて一般的記述を行っている。ICD-10 は臨床的判断によって診断を伝えることを認めているが，こうした自由さのために研究目的に適しておらず，よって研究用診断基準を別個に作成することが必要とされた。そのため，現在，ICD-10 にはさまざまな版が存在しており，その中には臨床版（WHO, 1992），研究用診断基準を含む版（WHO, 1993）（詳細な操作的基準を用いる点でDSM に類似している），プライマリケアでの使用のための版（ICD-10-PC; WHO, 1996）がある。プライマリケア版には，プライマリケア従事者が使用するよう 25 種のよく見られる病態と 6 種の障害の短縮版が含まれており，その取り扱い方のガイドラインには患者向けの情報とともに医学的，社会的および心理的介入の詳細が挙げられ，最後に精神科医へ紹介するタイミングに関する助言が示されている。

　DSM-IV にも ICD-10-PC に類似したプライマリケア版（DSM-IV-PC）があり，プライマリケアで最もよく見られる障害（不安，抑うつ，物質乱用など）に焦点が当てられている。

　ICD-10 と DSM-IV とは広く類似しているが，個々の障害を記述するのに用いられる用語は大きく異なっている。全般的な取り扱い方と用語における違いをうつ病エピソードの記述に関して例示しておく（表1.1，表 1.2）。

表 1.1　DSM-Ⅳ-TR　大うつ病エピソードの基準（米国精神医学会，2000）

<u>DSM-Ⅳ-TR　大うつ病エピソードの基準</u>

A．以下の症状のうち 5 つ（またはそれ以上）が同じ 2 週間の間に存在し，病前の機能からの変化を起こしている。これらの症状のうち少なくとも 1 つは，
(1) 抑うつ気分，あるいは (2) 興味または喜びの喪失である。
　注：明らかに，一般身体疾患，または気分に一致しない妄想または幻覚による症状は含まない。

(1) その人自身の言明（例：悲しみまたは空虚感を感じる）か，他者の観察（例：涙を流しているように見える）によって示される，ほとんど 1 日中，ほとんど毎日の抑うつ気分
　注：小児や青年ではいらだたしい気分もありうる。

(2) ほとんど 1 日中，ほとんど毎日の，すべて，またはほとんどすべての活動における興味，喜びの著しい減退（その人の言明，または他者の観察によって示される）

(3) 食事療法をしていないのに，著しい体重減少，あるいは体重増加（例：1 カ月で体重の 5％以上の変化），またはほとんど毎日の，食欲の減退または増加
　注：小児の場合，期待される体重増加が見られないことも考慮せよ。

(4) ほとんど毎日の不眠または睡眠過多

(5) ほとんど毎日の精神運動性の焦燥または制止（他者によって観察可能で，ただ単に落ち着きがないとか，のろくなったという主観的感覚ではないもの）

(6) ほとんど毎日の易疲労性，または気力の減退

(7) ほとんど毎日の無価値感，または過剰であるか不適切な罪責感（妄想的であることもある。単に自分をとがめたり，病気になったことに対する罪の意識ではない）

(8) 思考力や集中力の減退，または，決断困難がほとんど毎日認められる（その人自身の言明によるまたは他者によって観察される）

(9) 死についての反復思考（死の恐怖だけではない），特別な計画はないが反復的な自殺念慮，または自殺企図，または自殺するためのはっきりとした計画

（続く）

表 1.1（続き）

B. 症状は混合性エピソードの基準を満たさない。

C. 症状は，臨床的に著しい苦痛，または社会的，職業的，または他の重要な領域における機能の障害を引き起こしている。

D. 症状は，物質（例：乱用薬物，投薬）の直接的な生理学的作用，または一般身体疾患（例：甲状腺機能低下症）によるものではない。

E. 症状は死別反応ではうまく説明されない。すなわち，愛するものを失った後，症状が2カ月を超えて続くか，または，著明な機能不全，無価値感への病的なとらわれ，自殺念慮，精神病性の症状，精神運動制止があることで特徴づけられる。

参考文献：髙橋三郎，大野裕，染矢俊幸訳：『DSM-IV-TR 精神障害の診断・統計マニュアル』医学書院，東京，2003.

表 1.2 ICD-10 うつ病エピソード基準（WHO，1993）

F32　うつ病エピソード
G1. うつ病エピソードは少なくとも2週間続くこと。
G2. 過去のいかなる時点にも，軽躁病エピソードや躁病エピソード（F30.-）の基準を十分満たす軽躁病症状や躁病症状は存在しなかったこと。
G3. 主な除外基準：エピソードは精神作用物質の使用（F10～F19）や器質性精神障害（F00～F09の意味での）によるものではないこと。

身体性症候群
身体性症候群の条件を満たすためには，以下の症状のうち4項目以上が存在しなければならない。
（1）通常なら楽しみをもたらす活動に対する興味あるいは喜びの著しい喪失
（2）通常なら情動的な応答を生じる出来事や活動に対する情動反応の欠如
（3）通常より2時間以上早い早朝覚醒
（4）午前中の抑うつ悪化

（続く）

表1.2　ICD-10　うつ病エピソード基準（WHO，1993）（続き）

(5) 著しい精神運動性制止あるいは焦燥の客観的証拠（他の人からの発言や報告による）
(6) 著しい食欲低下
(7) 体重減少（最近1カ月で5％以上の減少）
(8) リビドーの著しい減退

F32.0　軽度うつ病エピソード

A. うつ病エピソード（F32）の全般基準を満たさなければならない。
  A. 次の3項目の症状のうち，2項目以上が存在しなければならない。
    (1) 患者にとって確実に異常な程度の抑うつ気分が，ほとんど1日中，ほとんど毎日，ほとんど状況に影響されることなく，2週間以上持続する
    (2) 通常なら楽しみをもたらす活動に対する，興味あるいは喜びの喪失
    (3) エネルギーの低下，あるいは易疲労性の亢進
B. 次のリストのうちの症状も加え，合計で4項目以上の症状が存在しなければならない。
  (1) 自信喪失，あるいは自己評価の低下
  (2) 不合理な自責感，あるいは過剰で不適切な罪業感
  (3) 死あるいは自殺に関する反復思考，あるいはなんらかの自殺行動
  (4) 決断困難あるいは優柔不断といった，思考力や集中力低下の訴えあるいは証拠
  (5) 焦燥あるいは制止を伴う，精神運動性の変化（主観的あるいは客観的）
  (6) なんらかの型の睡眠障害
  (7) 食欲の変化（低下あるいは亢進）とそれに相応する体重変化

F32.1　中等度うつ病エピソード

A. うつ病エピソード（F32）の全般基準を満たさなければならない。
B. F32，基準Bで挙げた3項目の症状のうち，2項目以上が存在しなければならない。
C. F32，基準Cの付加的症状が存在し，合計で6項目以上の症状が存在しなければならない。

（続く）

表 1.2（続き）

F32.2　精神病症状を伴わない重度うつ病エピソード

注：焦燥や制止といった重要な症状が顕著である場合，患者は多くの症状を詳細に述べようとしないか，あるいは述べることができない。こうした例でも，重症うつ病エピソードの全体的な段階づけは妥当である。

A. うつ病エピソード（F32）の全般基準を満たさなければならない。
B. F32.0，基準 B の 3 項目の症状がすべて存在しなければならない。
C. F32.0，基準 C の付加的症状が存在し，合計で 8 項目以上の症状が存在しなければならない。
D. 幻覚，妄想，うつ病性昏迷は存在しないこと。

F32.3　精神病症状を伴う重度うつ病エピソード

A. うつ病エピソード（F32）の全般基準を満たさなければならない。
B. 精神病症状を伴わない重症うつ病エピソード（F32.2）の基準を，基準 D を除き，満たさなければならない。
C. 統合失調症（F20.0 〜 F20.3），統合失調感情障害，うつ病型（F25.1）の基準の基準を満たさないこと。
D. 以下のうちいずれかが存在しなければならない。
  1) 幻覚あるいは妄想が存在すること。それは F20.0 〜 F20.3 の基準 G1（1）b，c，d に挙げた典型的に統合失調症性のものではないこと（すなわち，まったくありえないわけではなく，また文化的に不適切とも言い切れない妄想，あるいは三人称幻聴でも実況解説を加える幻聴でもない幻覚である）。最も多い例は，その内容がうつ病性，罪業的，心気的，虚無的，自己関係づけ，あるいは被害的なものである。
  2) うつ病性昏迷

F32.8　他のうつ病エピソード

F32.9　うつ病エピソード，特定不能のもの

参考文献：中根允文，岡崎祐士，藤原妙子，中根英之，針間博彦訳：『ICD-10 精神および行動の障害―DCR 研究用診断基準．新訂版』医学書院，東京，2008．

DSM-IV と ICD-10 の比較

　DSM-IV と ICD-10 は症候群に基づく分類であり，知見が増えるにつれ，現在含まれている分類の一部は削除されるかもしれず，また新たなカテゴリーが加えられるかもしれないということを認識しておくことが肝要である。たとえば，抑うつ性パーソナリティ障害は ICD-10 に含まれておらず，DSM-IV の「今後の研究のための基準案と軸」という項目に含まれているにすぎない。また，受動攻撃性パーソナリティ障害は DSM-III に含まれていたが，それに続く版では削除されており，また ICD のシステムにはこれまで含まれたことがない。
　ICD-10 は，DSM-IV のように双極性障害のＩ型とⅡ型という区別をしていない。というのも，これらの病態は 1990 年代になって初めて認識されるようになったものだからである。ICD-10 では反復性短期うつ病性障害が新たに加わったが，DSM-IV では付録にしか含まれていない。統合失調型障害は，ICD-10 では統合失調症性障害に，DSM-IV ではパーソナリティ障害に分類されている。それゆえに，どちらか一方の分類システムにしか含まれていないカテゴリーを「不変のもの」と見なすのは大きな誤りである。
　また，両者では使用される軸の数（後述参照）と（前述した）操作的定義のレベルにも違いがある。

1. DSM-IV
　DSM-IV は 300 を超える精神医学的障害を挙げ，それらを操作的に定義している。それぞれの障害は，年齢，性別，文化に関連する特徴，発生リスク，素因となる因子といった関連する特徴の点から体系的に記述されており，鑑別診断も含まれている。関連性が認められる場合には検査所見も含まれている。しかし，このシステムは無理論的であり，原因

や治療には触れておらず，特定の診断に関する論争にも触れていない。したがって，DSM-IV は教科書ではない。DSM-IV は今後の科学的検討を必要とするいくつかの障害も挙げている。

DSM-IV はそれぞれの障害に対する詳細な基準を挙げているだけでなく，その診断的な取り扱い方は多軸的であり，次の5つの次元あるいは軸に基づいて患者の評価を行うことを求めている。

- I 軸　現在の精神状態についての診断（確定診断または暫定診断）
- II 軸　パーソナリティ障害と精神遅滞
- III 軸　精神医学的障害との関連のあるなしにかかわらず，あらゆる身体的病態
- IV 軸　障害の一因となる心理社会的あるいは環境的要因
- V 軸　機能の全体的評定 Global Assessment of Functioning(GAF) 尺度。これは特定の時点，たとえば評価時，過去6カ月で最も機能していた時点，退院時等における機能の評価である。この100点尺度は心理学的，社会的および職業的機能の合成測定であり，身体的あるいは環境的な制限による障害は除外される。

さらに，障害は軽度，中等度，重度と記述され，そして部分寛解，完全寛解と記述されることもある。I 軸診断が2つ以上ある場合，それらは臨床的に重要な順に挙げられる。さらに，DSM-IV は階層的であり，一部の診断は他の診断を包含する。たとえば，統合失調症とパニック障害の診断基準を満たす場合，記載される診断は統合失調症である。器質性障害は精神病性障害に優先し，精神病性障害は非精神病性の診断を包含し，感情障害は不安障害に優先する。最後に，付録として，診断を容易にするための決定樹状図ないしアルゴリズムがついている。評価時に確定診断を下すことができなくても，その障害のための十分な基準が最終的には満たされるだろうと強く推定される場合には，診断は暫定的な

ものとして与えうる。

2. ICD-10

　このシステムは現在ヨーロッパ中で使用されており，その前身からの大きな進歩を反映している。「神経症性」という，多くの混乱を招く用語は「神経症性障害，ストレス関連障害および身体表現性障害」という1つのカテゴリーに限定され，かつての神経症性と精神病性の区別は，主要な共通の主題に基づく分類，たとえば気分（感情）障害（F30〜39），統合失調症，統合失調型障害および妄想性障害（F20〜29）に置き換えられている。小児の障害も，心理的発達の障害（F80〜89）と，小児期および思春期に通常発症する行動および情緒の障害（F90〜98）という2つの広いカテゴリーに含まれることになった。精神遅滞（F70〜79）の分類はいまだ満足のいくものではなく，今後の版ではより包括的なものになることが期待される。

　ICD-10は多軸的な取り扱い方を含んでいるが，3つの軸しか認められておらず，またパーソナリティ障害が他の精神状態の障害から区別されていない点で，DSMとやや異なっている。このシステムはまた，複数のⅠ軸診断が共存している場合（併存症 comorbidity），最も顕著なものから順にすべての診断を記録することを推奨している。DSM-Ⅳと同様にICD-10も階層的であるが，診断決定樹状図は示されておらず，操作的定義はDSMほど厳密ではなく，臨床判断を優先させることを認めている。

　ICD-10の軸は次のとおりである。

・Ⅰ軸　パーソナリティ障害を含む現在の精神状態についての診断
・Ⅱ軸　能力障害 disability
・Ⅲ軸　環境要因

診断ガイドラインが明らかに満たされる場合には診断は確信を持ってよい。しかし，診断ガイドラインが部分的にしか満たされない，あるいはより多くの情報を要する場合は，診断は「暫定的な provisional」ものとなり，またさらなる情報が入手できそうにない場合は，診断は「仮の tentative」ものとなる。基準には持続期間に関するガイドラインも示されているが，これらは厳密な要件として意図されているのではなく，症状の持続期間が特定されているよりもわずかに短い，あるいはわずかに長い場合にある特定の診断を下すにあたっては，臨床家が自身の判断を用いるべきである。

面接表 interview schedules

標準化された診断による疫学研究を行うため，ICD-10 および DSM-IV の診断基準に合致した診断面接表が開発されてきた。ヨーロッパでは，『精神神経学臨床評価表 Schedule for Clinical Assessment in Neuropsychiatry』(SCAN)（Wing ら，1990）が旧来の『現在症診察表 Present State Examination』(PSE)（Wing ら，1974）から発展した。SCAN そのものは成人の精神病理を評価・分類することを目的とした 4 つの文書がワンセットになったものである。その文書とは，PSE-10（PSE 第 10 版），症状を定義する SCAN 用語集，症状を（たとえばカルテ記録から）直接評価するための「項目群チェックリスト Item Group Checklist」(IGC)，および「臨床病歴評価法 Clinical History Schedule」(CHS) である。SCAN を用いることによって，ICD-10 の基準に従った診断も DSM-IV の基準に従った診断も得ることができる。面接は，変動を最小限にしつつ臨床面接をカプセル化することを目的として半構造化されている。用語集に定義され，重症度の評価を伴う精神症状を明らかにするための，標準的な言葉遣いによる質問項目が用意されている。疑わしい点がある場合，面接者は症状をさらに明確化するため

に自由形式の面接へと進むことも可能であり，必要な場合，明確化を進めるための質問では，患者自身の表現を用いてもよい。SCAN は精神科医あるいは臨床心理士が使用するよう作られており，それぞれの症状を評価する際に臨床的な面接技術が用いられる。症状が用語集に定義されたものであると同定された場合，次いで症状評価をコンピューターアルゴリズムに入力すると，ICD-10 と DSM-IV のいずれかの分類に従ったコンピューター診断が得られる。したがって，面接者の役割は診断を下すことではなく，症状を評価することである。SCAN によって，現在の診断，生涯診断，および代表的エピソードの診断を得ることが可能である。SCAN は精神保健の専門家による面接が必要であるために高価な診断方法となるが，臨床面接によって得られる「基準となる gold standard」診断に近づくという利点がある。

　DSM-IV のこれに相当するものは『統合国際診断面接 Composite International Diagnostic Interview』(CIDI)(Robins ら，1989)であり，『診断面接評価法 Diagnostic Interview Schedule』(DIS)(Robins ら，1985)から発展したものである。これは半構造化面接ではなく標準化された面接であり，一般の面接者が用いるのに適している。質問は厳密かつあらかじめ決められた方法で行われるので，臨床判断が症状評価に用いられることはない。症状を明らかにするための明確な質問を行ったのち，頻度，持続期間，重症度に関する質問が行われる。面接者が下す唯一の判断は回答者が質問を理解しているか否かであり，理解していない場合には質問が一語一句繰り返される。CIDI はコンピューターフォーマットでも入手可能であるので，自己施行も可能である。SCAN と同様に，症状は ICD-10 あるいは DSM-IV に従った診断のためのコンピューターアルゴリズムに入力される。こうした方式の利点は，素人に CIDI の使用を訓練することが可能であり，そのため半構造化面接を用いるよりも安価なことである。しかし，臨床判断を欠いていることが明らかに不利な点であり，その妥当性が疑問視されている。最近の総説

の中には，CIDIのような標準化された面接を用いて得られたいくつかの精神医学的障害の有病率を疑問視しているものもあり，一部の研究で同定された高い有病率が下方修正を要することを示唆している（Regierら，1998）。これらの互いに異なる方式については，Brughaら（1999），Wittchenら（1999）が詳細に論じている。

SCANなどの面接はパーソナリティ障害にほとんど注意を払っていない。そのため，通常他の情報源から得られた，PSE-10でカバーされていない診断の詳細は，臨床病歴の項の中にしか記録されない。同様に，CIDIもパーソナリティ障害に限られた注意しか払っていない。適応障害のような個別のカテゴリーは，SCANには周辺にしか含まれておらず，CIDIにはまったく含まれていないため，これらのカテゴリーがよく見られる特定の集団，たとえばプライマリケアや一般医学の集団ではその有効性が限定的である。

■文　献

American Psychiatric Association (1952) *Diagnostic and Statistical Manual of Mental Disorders* (1st edn) (DSM–I). Washington, DC: APA.
American Psychiatric Association (1994) *Diagnostic and Statistical Manual of Mental Disorders* (4th edn) (DSM–IV). Washington, DC: APA.
American Psychiatric Association (2000) *Diagnostic and Statistical Manual of Mental Disorders* (4th edn, text revision) (DSM–IV–TR). Washington, DC: APA.
Brugha, T. S., Bebbington, P. E. & Jenkins, R. (1999) A difference that matters: comparisons of structured and semi-structured psychiatric diagnostic interviews in the general population. *Psychological Medicine*, 29, 1013–1020.
Jaspers, K. (1962) *General Psychopathology* (7th edn), (trans. J. Hoenig & M. W. Hamilton). Manchester: Manchester University Press.
Regier, D. A., Kaelber, C. T., Rae, D. S., *et al* (1998) Limitations of diagnostic criteria and assessment instruments for mental disorders. Implications for research and policy. *Archives of General Psychiatry*, 55, 105–115.
Robins, L. N., Helzer, J. E., Orvaschel, H., *et al* (1985) The Diagnostic Interview Schedule. In *Epidemiologic Field Methods in Psychiatry: The NIMH Epidemiologic Catchment Area Program* (eds W. W. Eaton & L. G. Kessler), pp. 143–170. Orlando, Academic Press.
Robins, L. N., Wing, J., Wittchen, H. U., *et al* (1989) The Composite International Diagnostic Interview: An epidemiologic instrument suitable for use in conjunction with

different diagnostic systems and in different cultures. *Archives of General Psychiatry,* **45,** 1069–1077.

Schneider, K. (1959) *Clinical Psychopathology* (5th edn), (trans. M. W. Hamilton). New York: Grune & Stratton.

Wing, J. K., Cooper, J. & Sartorius, N. (1974) *Measurement and Classification of Psychiatric Symptoms.* New York: Cambridge University Press.

Wing, J. K., Babor, T., Brugha, T., *et al* (1990) SCAN: Schedules for Clinical Assessment in Neuropsychiatry. *Archives of General Psychiatry,* **47,** 589–593.

Wittchen, H. -U., Ustun, T. B. & Kessler, R. C. (1999) Diagnosing mental disorders in the community. A difference that matters? *Psychological Medicine,* **29,** 1021–1027.

World Health Organization (1992) *The ICD–10 Classification of Mental and Behavioural Disorders. Clinical Descriptions and Diagnostic Guidelines* (10th edn). Geneva: WHO.

World Health Organization (1993) *The ICD–10 Classification of Mental and Behavioural Disorders. Diagnostic Criteria for Research* (10th edn). Geneva: WHO.

World Health Organization (1996) *ICD–10 Diagnostic and Management Guidelines for Mental Disorders in Primary Care.* Geneva: WHO.

第2章

知覚の障害

　知覚障害は感覚変容 sensory distortion と感覚錯誤 sensory deception に分けることが可能である。感覚変容では，恒常的な実在の知覚対象が存在し，その知覚のされ方が変容している。感覚錯誤では新たな知覚が生じるが，それは外部刺激に反応して生じる場合も，そうでない場合もある。

感覚変容 sensory distortion

　感覚変容では知覚に変化が生じるが，それは刺激の強度と性質の変化，あるいは知覚の空間形態の変化の結果である。

1. 強度の変化 changes in intensity（感覚過敏 hyperaesthesia, 感覚鈍麻 hypoaesthesia）

　感覚強度の増大（感覚過敏）は強い情動や生理的閾値の低下の結果として生じることがある。たとえば，屋根瓦が鮮やかな燃えさかる赤色に見え，ドアの閉まる音が雷鳴のように聞こえる。不安障害およびうつ病性障害 depressive disorders，またアルコールによる宿酔作用，片頭痛は，すべて音に対する感受性の亢進（聴覚過敏 hyperacusis）を伴う。そのため，これらの患者はごく日常的な音，たとえば，食器を洗う音

でさえ，不快に感じるほどに大きく聞こえる。軽躁的な人，てんかん性前兆のある人，LSD の影響下にある人は，色彩がきわめて鮮やかかつ強烈に見える。しかし，この現象は正常な強い情動，たとえば宗教的熱情，恋をしているという至上の幸福感によっても起こりうる。

　せん妄ではあらゆる感覚に対する閾値が上昇していることから，聴覚鈍麻 hypoacusis が生じる。せん妄における注意の欠損は感覚の感度をさらに低下させる。これらの事実を踏まえると，せん妄患者には通常よりもゆっくりと大きな声で話しかけることが重要となる。聴覚鈍麻はうつ病や注意欠陥障害といった，注意の欠損を伴う他の障害にも見られる症状である。うつ病では視覚性および味覚性の感覚も低下しており，たとえば，すべてのものが黒く見えたり，何を食べても同じ味に感じたりする。

2. 質の変化 changes in quality

　質の変化によって影響を受けるのは主に視覚であり，これは中毒物質によって生じる。黄，緑，赤に着色されることは，それぞれ「黄視症 xanthopsia」，「緑視症 chloropsia」，「赤視症 erythropsia」と命名されている。これらは主に，過去の時代には各種疾患の治療に使われていた薬物（たとえば，サントニン，中毒量のメスカリンやジギタリスなど）の結果である。現代において薬物に最も関連のある質的変化は，リチウム使用に伴う金属味である。もっとも，これは幻覚ではなく，味覚の真の変化である。現実感喪失では，すべてのものが非現実的で奇妙に映る。一方，躁病では対象が完璧で美しく見える。

3. 空間形態の変化 changes in spatial form
　　（変形巨視症 dysmegalopsia）

　これは知覚された対象の形における変化である。小視症 micropsia とは対象が実際よりも小さく見える視覚障害である。その逆の視覚体験は

大視症 macropsia もしくは巨視症 megalopsia と呼ばれている。上述した小視症の定義には，対象の大きさは変わらないが遠方へと後退して見えるという体験も含まれ，これを後退視症 porropsia と呼ぶ著者もいる。小視症と大視症という用語は夢と幻覚における大きさの変化にも用いられてきた（こびと幻視）。変形巨視症という用語を，対象の一側が他側よりも大きく（小さく）知覚されることに用いる著者もいるが（Sims, 2003），知覚された大きさにおける変化の総称として用いる著者もいる（Hamilton, 1974）。また，形が不規則な対象を記述するのに，変形巨視症ではなく，変形視症 metamorphopsia という用語を用いる著者もいる。

　変形巨視症は網膜疾患，遠近調節と輻輳の障害によっても起こるが，最も多いのは側頭葉および頭頂葉の病変によるものである。稀に，統合失調症に伴うこともある。網膜浮腫では視覚性諸要素が分離されるため，機能的に通常より狭い部分の上に像が結ばれ，それによって小視症が生じる。退縮を伴う網膜の瘢痕化は当然，大視症を生じるが，瘢痕化によって生じる変容は通常不規則的なものであるため，変形視症のほうが生じやすい。

　遠近調節の完全麻痺や近方視中の遠近調節の過活動は大視症を生じやすい。一方，遠近調節の部分麻痺は近方視中に対象がごく近くに見えるという体験，すなわち小視症を生じる。遠近調節は正常であるが輻輳が減弱している場合には大視症が生じ，逆も同様である。

　遠近調節と輻輳の障害が変形巨視症を生じうるにもかかわらず，これらの末梢性機序の不全の結果として視覚障害が生じた例に出会うことは，それほど多いものではない。時に，変形巨視症がアトロピン中毒やヒオスチン中毒で生じることがある。低酸素症と身体の急速な加速は遠近調節と輻輳を障害しうるが，高い高度を飛行するパイロットに変形巨視症が生じることは稀である。時に，遠近調節を制御する神経が慢性クモ膜炎などの病態に侵され，これによって変形巨視症が生じることがあ

る。しかし，変形巨視症は中枢病変，中でも主に側頭葉後部を侵す病変で見られることのほうが多く，巨視症，小視症，変形視はてんかん発作の前兆の間に，あるいはてんかん発作そのものの経過中に生じることがある。

4. 時間体験の変容 distortions of experience of time

　精神病理学的観点から見ると，時間には物理的時間と個人的時間という2つの種類があり，後者は時間の経過に関する個人的判断によって規定されるものである。そして精神医学的障害によって影響を受けるのは後者である。われわれは皆，気分が時間の経過に与える影響を知っている。幸せな時には「時間は飛ぶように過ぎ」，悲しい時には時間が過ぎるのが遅くなる。重症うつ病の患者には，時間が過ぎるのがきわめて遅く，時間が止まっているとさえ感じられることがある。時間の緩慢化は精神病性うつ病症状のある患者に最も顕著に現れる。対照的に，躁病の患者には時間が速く過ぎ，すべてをこなすには毎日が短すぎると感じられる。統合失調症の患者の中には，時間が進んだり止まったりすると確信し，時計が干渉を受けていると，二次的に妄想を形成する者もいる。

　急性の器質性状態では，個人的時間の障害は時間的失見当として示され，軽症の場合には，時間の進行に対する過大評価が見られることがある。側頭葉病変のある患者の一部は，時間が過ぎるのが遅いあるいは速いと訴えることがある。

　近年，統合失調症の患者には時間判断の異常があり，時間の間隔を実際より短く評価することを示唆するいくつかの証拠があがってきた。年齢に関する失見当識は慢性の統合失調症の患者に認められるいま1つの特徴であり，これは錯乱を示すいかなる特徴も認められない場合でも見られる（Tappら，1993; Manschreckら，2000）。

感 覚 錯 誤

　感覚錯誤は外部の対象から生じる刺激に対する誤った解釈である錯覚と，相応する外部刺激を伴わない知覚である幻覚に分けることが可能である。

1. 錯覚 illusions
　錯覚では，知覚された対象からの刺激が心的表象と結びつき，偽りの知覚を生じる。残念なことに，「錯覚」という言葉は，同じ長さの2本の線をそれぞれの端にある矢印の方向によって違う長さに見せることができるという「ミュラー－リヤー錯覚 Müller-Lyer illusion」のような，物理的刺激と合致しない知覚を指して用いられることもある。錯覚は，たとえば暗い道を歩いている人が何気ない影を見ると，自分を襲おうとしている人と誤って解釈することがあるように，精神医学的障害がなくても生じうるので，それ自体は精神病理を示すものではない。せん妄では知覚閾値が上昇し，不安で当惑している患者が刺激を誤って解釈することから，錯覚が生じうる。最もよく見られる錯覚は錯視 visual illusions であるが，いかなる様態の錯覚も生じうる。たとえば錯聴 auditory illusions が生じることがあるが，これは自分の名前に似た言葉が会話から聞こえ，自分のことを話していると確信することなどである。患者が錯覚のことを話しているのか，それとも患者のことを話す幻声が実際に聞こえ，それを周囲にいる実在の人からの声であると思っているのかを確実に診分けることは，時に困難である。せん妄では知覚閾値が上昇し，通常患者は不安・困惑状態にあるため，錯覚が非常に起こりやすい。

　古典的な精神医学者たちは，自分の周囲が異常に変化しているのが見える，という空想錯覚 fantastic illusion を記述した。たとえば，ある患

者が鏡を見ると，自分の顔ではなく豚の頭が見えたという記述がある。またFish (1974) のある患者は，面接中にFishの頭がウサギの頭に変わるのが見えたと主張した。この患者には誇張と作話の傾向があった。患者はまた存在しない人形を作り上げては，他の患者に人形を踏むなと言うのであった。しかし，空想錯覚は精神医学の領域というより，むしろフィクションの世界に見られるものである（Hamilton, 1974）。

　錯覚には次の3つのタイプが記述されている（Sims, 2003）。

- ・補完錯覚 completion illusions：欠けている部分はないものとして単語を読むために生じる，不注意による錯覚であり，たとえば新聞の単語を読み間違う，誤植に気づかないといったものである。あるいはまた，薄くなっている文字を見る際に，以前の体験や関心などに基づいて，その単語を読み間違うこともある。たとえば，読書に関心がある人であれば，"‐ook" という単語は，薄くなっている文字が "l" だとしても，"book" と読み間違うであろう。

- ・感動錯覚 affect illusions：これはある特定の気分状態という状況で起こる。たとえば死別を経験した人は，亡くなった人が「見える」と一時的に信じることがあるし，困惑し当惑しているせん妄の人は，他人の他愛ない身振りを自分に脅威を与えるものと感じることがある。罪業妄想が存在する重症うつ病では，自分は悪人であると確信している患者が，他人と一緒にいる時に他人が自分を殺すことを話しているのが聞こえると言うこともある。こうした状況では，患者が錯覚を体験しているのか，それとも自分のことを話す幻声が聞こえ，それを周囲にいる人からの声であると思っているのか判断することは困難である。

- ・パレイドリア pareidolia[訳注4]：これは錯覚の興味深いタイプであり，患者が努力を一切することなく鮮明な錯覚が生じる。この錯

訳注4) Pareidolia：para-＝錯誤の，eidolon＝表象。

覚は過度の空想思考と鮮明な視覚表象の結果である。したがって，これは感情や心の構え mind-set の結果としては説明できず，そのため通常の錯覚とは異なっている。パレイドリアが生じると，患者は意識的努力を一切することなく，また時には患者の意思に反して，火や雲の中に鮮明な絵が見えてくる。

　錯覚は知的誤解釈 intellectual misunderstanding から区別されなければならないが，後者は通常，明白である。たとえば，誰かがただの石ころのことを宝石だと言うのは，知識不足に基づく誤解かもしれない。錯覚と機能性幻覚 functional hallucination（42ページ参照）との区別は今少し困難である。どちらも周囲の刺激に対する反応として生じるが，機能性幻覚では刺激と幻覚が同時に知覚されており，刺激の変形ではなく別々のものとして同定される。これとは対照的に，錯覚では周囲からの刺激が変化し，それが新たな知覚の本質的かつ不可欠な部分を形成するのである。

　匍匐現象 trailing phenomena とは，動いている対象が別々の不連続な一連の表象として見えるという知覚異常であり，厳密には錯覚でない。これは幻覚剤によって生じる。

2. 幻覚 hallucinations
a. 定義

　「対象なき知覚」という幻覚の定義は簡潔で要を得ているという利点があるが，その定義では機能性幻覚が抜け落ちてしまう。機能性幻覚を包含し夢を除外するため，Jaspers は「感覚の変容や誤った解釈ではなく，実在の知覚と同時に生じる偽りの知覚」という定義を提唱した。SCAN（WHO, 1998）は幻覚を「偽りの知覚 false perception」と定義している。

　幻覚が真の知覚から区別される点は，幻覚は主体の「内部」から生じるが，主体はあたかもそれが「外部」から生じる真の知覚であるかのよ

うに反応することである。この点によって、やはり内部から生じるが、そうしたものとして主体に認識される鮮明な心的表象から区別される。だが、あらゆる異常な精神現象がそうであるように、絶対的な区別をすることは不可能である。直観像 eidetic imagery のある人は、その表象があたかも外的対象であるかのように扱うし、また一部の患者は病識を有しており、幻覚が本当は客観的なものではないことを認識しているからである。

「偽幻覚 pseudo-hallucination」という概念については、これまで多くの議論が巻き起こってきた。その所説のほとんどは Jaspers の業績（1962）に由来している。彼はまず、真の知覚と心的表象とを区別した。真の知覚は実体的であり、客観空間に現れ、明瞭な輪郭があり、恒常的であり、意志に左右されず、その感覚要素は完全で新鮮である。表象は不完全であり、明瞭な輪郭がなく、意志に左右され、主観空間に現れ、非恒常的であり、その都度新たに作り出される必要がある。偽幻覚は心的表象の1類型であり、明瞭で鮮明であるが、知覚が有する実体性を欠き、完全な意識清明下で見え、真の知覚ではないことが主体に気づかれており、客観空間ではなく主観空間（たとえば頭の中）に定位される。真正幻覚 true hallucinations と同じように、偽幻覚は不随意的である。著書『精神病理学総論』の中で Jaspers（1962）は2つの例を挙げているが、そのうち1例はアヘンを服用した患者であり、偽幻覚が意識清明な状態下で生じたとは考えにくい。もう1つの例は、慢性精神病の患者自身が、客観空間の幻声と心の中で聞こえる声（偽幻覚）とを区別したというものである。偽幻覚は聴覚、触覚、視覚といった感覚様態において見られるものである。

「偽幻覚」という用語の意味をめぐる混乱は、定義に対する次の2つの異なるアプローチに端を発している。1つは病識に基づくものであり（Hare, 1973）、もう1つは Jaspers が例示したように、イメージが内部表象空間にあるか外部知覚空間にあるかに基づいている。Jaspers は

偽幻覚が空想／心的表象の変型であり，それゆえに真の幻覚と同じ診断的意義はないと考えた。Hare は，病識はしばしば変動し，時には部分的であるので，病識の程度という点から考えるほうが有益であると主張した。しかし，この Hare の議論によって偽幻覚という概念は無用なものとなった。SCAN（WHO, 1998）は偽幻覚という用語を用いずに，病識を評価するための項目，および体験が頭の内部と外部のどちらで生じているのかを評価するための項目を設けている。

　Jaspers は真正幻覚と偽幻覚との間に漸進的移行はないと主張したが，本書の旧版では（Hamilton, 1974），Fish はこれに同意せずに，外部客観空間に体験された非実体的な幻覚の例を挙げ，また実体的な幻覚のある患者がそれを外部客観空間に体験しながら，自身の能動的な鮮明な想像の結果として認識していたことを挙げた。こうしたことから Fish は，偽幻覚から幻覚に至る連続体が存在すると主張した。このことは，感覚遮断と知覚に関する Leff の業績（1968）によって確認された。彼は主体が必ずしも表象と幻覚を区別できるわけではないことを見いだし，感覚遮断という条件下での正常人の知覚体験は，精神科患者の知覚体験とかなり重なり合うと結論づけた。

　偽幻覚の重要な点は，重大な精神疾患の存在を示す真性幻覚とは異なり，その存在が必ずしも精神的な病理を示すものではないということである。こうしたコメントは多くの精神医学の教科書に見いだされるが，その真実性がいかなる定義を採用するかに依るものであることは疑いないところである。というのは，Hare が主張するように，病識が基準であって，これが動揺するのであれば，偽幻覚の意味と妥当性は用をなさないからである。

b. 原因

　幻覚は強烈な情動や精神医学的障害，暗示，感覚器官の障害，感覚遮断，および中枢神経系の障害の結果として生じる。

(1) 情動

　罪業妄想を伴う重症うつ病の患者には，自分を非難する声が聞こえることがある。この声は妄想型統合失調症や器質性幻覚症に見られる連続的な声ではなく，「ばか」，「死ね」といった1つの単語や短い語句を言う，ばらばらの，あるいは断片的なものである傾向がある。重症うつ病に連続的な持続する幻声が生じる場合，統合失調症あるいはなんらかの身体疾患の併発を疑うべきである。他方，統合失調症で生じる幻覚は概ね迫害的性質のものであり，その人の行為に実況解説 running commentary[訳注5]を加え，敵意を持ってその人について話し合う声からなる。

(2) 暗示 suggestion

　何人かの実験者は，正常な被験者に説得によって幻覚を惹き起こすことができることを示した。被験者に照明を暗くした通路を歩かせ，通路の奥の扉の上にかすかな光が現れるのが見えたら止まるよう指示した。光は一度も点けられなかったが，ほとんどの被験者はどこかの地点で立ち止まり，光が見えると言った。同様に，催眠あるいは短い課題動機づけ法によって，被験者に説得して幻視や幻聴を惹き起こすことができる。後者の技法は，被験者にメロディーの幻聴を聞く，あるいは動物の幻視を見るよう試みさせ，次いで，「ほとんどの人は努力すれば幻覚を起こすことができるのだが，あなたももっとがんばりなさい」と話すというものである。幻覚の発生に暗示が重要であると考えられた一群（Hamilton, 1974）は，いわゆる「ヒステリー性精神病 hysterical psychosis」と診断された患者であった。この群に見られた幻覚は視覚

訳注5) 患者の行為に実況解説 running commentary を加える幻声：これは Schneider, K. が「自身の行動と共に発言する幻声 Hören von Stimmen, die das eigene Tun mit Bemerkungen begleiten」と呼んだ症状であるが，英語圏ではこのように表現される。

的なものであったが，それは患者の空想や文化的背景に合致しているといわれてきた。しかし，この診断は，もはや『ICD-10 精神および行動の障害の分類』（ICD-10; WHO, 1992）と『精神障害の診断・統計マニュアル第4版』（DSM-IV; 米国精神医学会, 1994）では特定のカテゴリーとしても包括的カテゴリーとしてもとくに言及されておらず，ゆえに歴史的な重要性しかないものとなっている。ガンゼル症候群が心因性であるという見解（Ungvari & Mullen, 1997）は，この病態における幻覚の発生に暗示がなんらかの役割を果たしている可能性を開いているが，これに反論し，この症候群を器質性状態と見なす人（Latcham ら, 1978）もいる。現在，この症候群は統合失調症，解離性障害，詐病，器質性障害などさまざまな精神医学的障害で生じることが認識されている。

(3) 末梢感覚器官の障害

耳疾患に幻声が，また眼疾患に幻視が生じることがあるが，この場合はしばしば中枢神経系のなんらかの障害が併存している。たとえば，66歳の女性が緑内障を患い，連続的な幻視が生じるようになった。同時に，この女性には動脈硬化性認知症の所見があり，また左後側頭葉に異常波の焦点が認められた。シャルル・ボネ症候群 Charles Bonnet syndrome（幻の視覚表象）とは，いかなる精神的な病理をも伴わずに，また意識は清明なままに，複雑な幻視が生じるものである。これは中枢性あるいは末梢性の視力低下に関連しており，当然のことながら高齢者に最もよく見られるが，若年者にも生じうる。幻覚エピソードの持続期間はさまざまであり，何年も続くこともある。その視覚表象は静止していることも動いていることもあり，この診断は精神病理学的原因を有する幻覚との鑑別診断として重要である。器質性状態では感覚器官の末梢病変が幻覚にある役割を果たしていることがあり，アルコール乱用の患者に虚性暗点が見いだされることが示されている。

(4) 感覚遮断 sensory deprivation

　正常被験者に対し，すべての入力刺激を最小限にまで減少させると，数時間後に幻覚が生じるようになる。この幻覚は通常，変転する幻視や繰り返される語句である。聾（ろう）によって引き起こされる感覚的孤立が，聾者に妄想性障害 paranoid disorder を生じさせることがあることが示唆されてきた（Cooper, 1976）。同様に，白内障手術後の保護眼帯使用による感覚遮断が，加齢による軽度認知障害と重なり合って，術後せん妄の一因となることがある。興味深い1例が記録に残っている。患者は術後に「眼帯病 black patch disease」を生じたが，数年後に他方の眼も手術を受けなければならないという危惧を抱いていた。精神科医が術前と術直後に患者を診察し，術後期間中は依頼があればいつでも診察すると約束したことにより，患者は安心を得た。2回目の手術後に，患者はいかなる幻覚をも生じなかった。

(5) 中枢神経系の障害

　間脳と皮質の病変は幻覚を生じる可能性がある。その幻覚は通常幻視であるが，幻聴が生じることもある。
　入眠時幻覚と出眠時幻覚は特殊な器質性の幻覚である（後述参照）。

c. 各感覚の幻覚

　患者に幻覚があると判断する前に，他の説明が可能であるか否かを考慮しなければならないが，それらは必ずしも病的意義があるものではない。幻覚の鑑別診断には，錯覚，偽幻覚，入眠期および出眠期の表象，鮮明な表象，正常な知覚などがある。その体験が幻覚を伴わない妄想であるにもかかわらず，それが知覚異常であるかのように表現されている可能性も考慮しなければならない。たとえば「人が私のことを話している」と表現されているとしても，実際には患者は他人が話しているのが聞こえているのではなく，人が自分のことを話していると確信している

だけのこともある。

(1) 聴覚（幻聴 auditory hallucinations）
　幻声は1900年，Wernickeによって「phonemes（音素）」と呼ばれたが，この語は言語学に由来する専門用語であり，現在はほとんど使われていない。幻聴が要素性であり形がはっきりとしていない場合，たんなる雑音，ベルの音，未分化のささやきや声として体験される。要素幻聴は器質性状態で生じることがあり，統合失調症では音が部分的に複合されて音楽として聞こえることや，完全に複合されて幻声として聞こえることがある。後者の場合，患者が自分は迫害の被害者になっているという妄想や，考えや行動が支配されているという妄想を抱く基盤の一部になることがある。「声」は統合失調症に特徴的であり，この疾病のいかなる時期にも生じうる。幻聴はせん妄や認知症などの器質性状態で生じるほか，時に重症うつ病でも生じうるが，この場合の幻声は通常，統合失調症で見られる幻声ほど十分には形成されていない。
　幻声の性質はさまざまであり，きわめて明瞭で，患者が声の主を特定できるものから，曖昧で，患者が明確に表現できないものまである。患者は声が聞こえる方向や話している人の性別を言い表すことができなくても，意に介さない。これは正常者の体験とまったく異なる点である。声は時に患者に指示を与えるが，患者はそれに従って行動することも，しないこともある。これは「命令幻覚 imperative hallucination」と呼ばれている。一部の例では，声が三人称で患者のことを話し，その行動に実況解説を加えることもある。これらはいわゆるSchneiderの一級症状に含まれており，統合失調症診断を確定するものであると考えられていたが，これらの症状が躁病でも確認されたため，現在ではもはやあてはまらなくなっている（Gonzalez-Pintoら，2003）。幻聴の調子は罵るようなこともあれば，中立的なことも，また助けるようなもののこともある。時に声は理解不能な意味のないことや，新たに作られた言葉を語っ

たりする。

　声が患者の行動に与える影響はさまざまである。多数の患者（治療の進歩に伴い，その数が減少しつつあるが）は連続的な幻聴がありながら，それを苦にしていない。また患者によっては，声が持続的であるため，あらゆる活動が妨げられて，患者がただに声に聞き入っている，あるいは時には返答しているのが見受けられる。幻覚にとらわれて活動性が減少していることもある。

　幻聴のタイプの1つに，自分の考えが声に出して話されるのが聞こえるというものがあり，これもSchneiderの一級症状の1つである。ドイツ語では *Gedankenlautwerden*（考想化声）と呼ばれるが，それは考えが浮かぶ直前に，あるいは同時に，考えが話されるのが聞こえることを表している。*Écho de la pensée*（［仏］思考反響）とは，考えが浮かんだのちに，それが話されるのが聞こえるという現象である。おそらく最もよい英語の用語は"thought echo"，あるいは代案だがややぎこちない"thought sonorisation（思考音声化）"であろう。注目すべきことに，SCAN（WHO, 1998）は思考反響を幻覚体験ではなく，思考の障害に分類している。患者は自分の考えが自分だけのものではなくなり，他人に容易に知られてしまうと訴えることもある。これは考想伝播 thought broadcasting ないし考想拡散 thought diffusion と呼ばれている（これも Schneider の一級症状の1つである）。先に考えが聞こえなければならないという意味合いは必ずしも含まれていないので，これは幻覚体験ではなく思考の障害に分類するのが最もよい。しかし，この現象の定義にはさまざまなものがあり，そのうちいくつかの定義では，先に考えが聞こえなければならず，そのため考想化声／思考反響が考想伝播の前提条件であると限定されている（Pawter & Spence, 2003）。

　患者は声の出所についてさまざまな説明の仕方をする。声は魔術，テレパシー，ラジオ，テレビなどによるものだと言い張ることもあれば，腕，脚，胃など身体の内部から声が聞こえてくると述べ立てることもあ

る。たとえばある患者は，2人の看護師とドイツ皇太子の声が胸から聞こえると述べた。患者の中には言語運動の幻覚がある者もいて，自分が考えていることと何の関連もないことが喉から発話されるのが聞こえる。たとえばある患者は自分の「おしゃべりな舌」を辛そうに訴えたが，それは彼女に連続的な幻聴があり，舌に言語運動を感じていたからであった。したがって，彼女は幻聴とともに，おそらく身体幻覚[訳注6]があったのであろう。しかし，正常な人が黙考あるいは黙読している際にサブヴォーカル subvocal な言語運動が生じることが示されており，また幻声が聞こえている患者は口唇，舌，喉頭筋のわずかな動きがあり，喉頭筋の活動電位が上昇していることも実証されている。喉や舌から声が聞こえると訴えない患者が多いことのほうが，かえって驚くに値することである。

　患者の中には，幻声が聞こえることを否認し，人が自分のことを実際に話していると主張する者もいる。他人が言ったとされることの内容と性質をよく調べてみると，患者には連続的な幻声があり，それを近くにいる実在の人が言っていると考えていることが明らかになることがある。こうした幻声は中傷的であることが多く，そのため患者はそれを言ったと思う相手を攻撃することがある。そのよい例として，長期入院病棟に長年入院していたギリシャ人の女性を挙げよう。彼女は声が聞こえることをいつも否認していたが，時々他の患者たちに対してきっかけのない攻撃をした。ある日，彼女はギリシャ語の新聞を読みたくないか，ギリシャ人に面会に来てほしくないかと尋ねられた。するとその女性は，院内の人は皆ギリシャ語を話すのでその必要はないと答えた。その時に明らかになったのであるが，彼女はギリシャ語の連続的な幻声が聞こえていて，それを実在の人のものと考えており，動機がないように思われた攻撃はこれによって引き起こされていたのである。明らかに，

訳注6）言語性精神運動幻覚 hallucination verbale psychomotrice（Séglas, J., 1894）

これは幻覚体験からの妄想形成を表すものであった。

　(2) 幻視

　幻視には閃光という形態の要素幻視，図型などの部分的複合幻視，人間・動物・物品の幻影などの完全複合幻視がある。背景にある環界が正常に知覚されながら生物や無生物の姿が見えることもあれば，情景全体が映画のフィルムのように見えるという情景幻視もある。

　急性器質性状態ではあらゆる種類の幻視が見られるが，せん妄では小動物や昆虫の幻視が最もよく見られる。ある振戦せん妄の患者は，多数のネズミがスーツケースを背負ってロードス島行きの航空便に乗ろうとしていたと述べた。こうした幻視は通常，恐れと恐怖心を伴っている。振戦せん妄の患者は極度に被暗示的であるため，患者を説得して白紙の紙を読ませることも可能なことがある。ある研究者は患者の眼球を圧迫することによって円盤状の光を生み出し，患者を説得して犬が見えると信じ込ませた。てんかんに伴う精神医学的障害では情景幻視がよく見られる。こうした患者は火とキリストの十字架といった宗教的情景の幻影が見えることがある。

　幻視はそれのみで出現し幻声を伴わないことが多い。だが時に，幻視と幻聴が同時に生じて1つのまとまりを形成することがある。側頭葉てんかんの患者に幻視と幻聴の組み合わせが見られることがあり，遅発性統合失調症 late-onset schizophrenia（とくに疾病が遷延している場合）の患者の一部では，人々が拷問され，殺傷され，切断されるのが見え，聞こえることがある。

　幻視が小視症の影響を受け，そのため小さな人や物が見えるという，いわゆる「こびと幻覚 lilliputian hallucination [訳注7]」が生じる患者もいる。これは通常の器質性幻視と異なり，喜びと愉快さを伴っている。た

訳注7) Lilliputian（こびとの）：語源は Swift 作『ガリバー旅行記 Gulliver's Travels』に登場するこびとの国リリパット。

とえば，ある振戦せん妄の患者はちっちゃなドイツ楽団が掛け布団の上で演奏しているのが見え，とても喜んだ。こうした幻視が振戦せん妄に生じる場合，患者は子どものような喜びと恐怖心の組み合わせを示す。

幻視は機能性精神病よりも意識混濁を伴う急性器質性状態によく見られる。意識の障害は患者が心的表象と知覚を区別するのを困難にするが，時にこれが可能なこともある。統合失調症では幻視は極度に稀であり，幻視が存在する場合，統合失調症という診断に疑義が生じる。一部の統合失調症患者は幻影を語り，これは偽幻覚であるように思われるが，時に幻視が実体的であると主張する患者もいる。

時に幻視は精神的な病理や脳疾患がない場合でも生じる。その場合，最も考慮しなければならない鑑別診断はシャルル・ボネ症候群である。

(3) 嗅覚（幻嗅 olfactory hallucinations）

臭いの幻覚は統合失調症と器質性状態で生じることがあり，また多くはないがうつ病性精神病でも生じる。その臭いが幻覚なのか錯覚なのか確定するのが困難なことがある。自分は臭いを出していると主張する患者もいるが[訳注8]，この場合は幻嗅と妄想の区別が問題となる。多くの患者は，顔をしかめる，あるいは臭いのことに触れると患者が主張するところの他者の行動を根拠にしてそうした確信を抱いているので，患者に本当に臭っているのかを確認することが重要である。統合失調症の患者の一部は，ガスの臭いがする，敵が部屋の中にガスを送り込み，毒ガス攻撃を仕掛けていると主張する。側頭葉障害のエピソードは，しばしば塗料やゴムが燃える臭いといった不快な臭いを含む前兆[訳注9]によって始まる。時に，発作を伴わずに幻嗅が生じることがあり，すると患者は家の中で変な臭いがすると訴える。たとえば，側頭葉にてんかん発作焦点のある患者は，発作はなかったが，時々家で腐ったキャベツの水の臭

訳注8) 自己臭恐怖。
訳注9) 鉤回発作 uncinate fit。

いがすると訴え，家中をひっくり返してはその不快な物体を捜し出そうとした。時に臭いが気持ちのよいものである場合があり，たとえば信心深い人の中には特定の聖人の周りで薔薇の臭いを嗅ぐことができる者もいる。これはピオ神父現象 Padre Pio phenomenon[訳注10] と呼ばれている。

(4) 味覚（幻味 gustatory hallucinations）

幻味は統合失調症と急性器質性状態で生じるが，患者が実際に食べ物に変な味を感じているのか，それともそれは奇妙な味に変えられたという感じに対する妄想的説明であるのかの判断は，必ずしも容易ではない。うつ病の患者はしばしば味がしなくなった，あるいは何を食べても同じ味がすると述べる。

(5) 触覚（幻触 tactile hallucinations）

これは小動物が身体の表面を這っているという感じ，いわゆる蟻走感 formication[訳注11] という形態となることがある。これは急性器質性状態で稀ならず見られる。コカイン精神病では，この型の幻触が被害妄想と共に生じることがよく見られ，「コカイン虫 cocaine bug」と呼ばれている。冷風が身体に当たる感じ，熱の感覚，電気ショック，性的感覚を体験し，それが外部のなにものかによって引き起こされていると確信している患者もいる。粗大脳疾患が存在しない場合，最も可能性のある診断は統合失調症である。実際，Sims（2003）は幻触体験からほとんど常に同時的に妄想が形成されると指摘している。性的幻覚 sexual hallucinations は急性の統合失調症にも慢性の統合失調症にも見られる。たとえば，ある女性患者は何をしていても膣の中に息子の雇用

訳注10) Padre Pio（ピオ神父）：1887〜1968。イタリアの神父。奇蹟や聖痕で知られる。
訳注11) Formication：formica-＝蟻(アリ)。

主のペニスを感じることができると訴え，その男性を見たわけでもないのに，このことを確信していた。

　Sims（2003）は幻触を表面幻覚 superficial hallucinations，運動感覚幻覚 kinaesthetic hallucinations，内蔵幻覚 visceral hallucinations という3つの主要なタイプに分類した（下記参照）。Sims はさらに，皮膚に作用する表面幻覚を温度覚性 thermic（たとえば，冷風が顔に吹きつけられる），触覚性 haptic（たとえば，手が皮膚をこすっている感じ），液体性 hygric（たとえば，水などの液体が頭から胃の中に流れる感覚），皮膚異常感覚性 paraesthethic（たとえば，ピンや針で刺される感じ）という4つのタイプに分類した。最後の2つは器質的原因があることがきわめて多い。運動感覚幻覚は筋肉と関節に作用し，患者は手足がよじられている，引っ張られている，動かされていると感じる。これは統合失調症に生じ，明確な感覚が存在することによって被影響妄想から区別することが可能である。ベッドの中に沈む，空を飛ぶといった前庭感覚が幻覚として生じることもある。これは運動感覚幻覚の異型と考えるのが最もよく，急性器質性状態で生じ，振戦せん妄に最もよく見られる。運動感覚性あるいは前庭性の知覚は，アルコール中毒などの器質性状態およびベンゾジアゼピンの離脱中に生じ，またたとえば1週間航海した後に波に揺られる感じが数日間持続するように，なんら異常がなくても生じることがある。

(6) 痛覚および深部感覚 pain and deep sensation
　これらは Sims（2003）によって内蔵幻覚と呼ばれている。慢性の統合失調症患者の一部は，身体がよじれ引き裂かれるような痛みを訴えることがある。これが非常に奇妙なものである場合，患者は臓器が引っ張り出されている，身体から肉が切り取られていると訴える。たとえば，ある患者は善と悪との戦いに決着をつけるために何層もの脳組織がはぎ取られている，という脳内の感覚を述べた。

稀だが興味深い幻覚症の一型に動物寄生妄想 delusional zoopathy がある。これは身体の中を這い回る動物がいるという妄想的確信のことがある。患者はそれを感じ（幻覚），それについて詳しく述べることができるため，幻覚性の要素も存在している。これは一部の例では器質性障害と関連している。ある患者は，全長数 cm の動物に寄生されている，その動物を腹の中で感じることができると述べた。患者は結局死亡し，検死時に視床へ侵潤する腫瘍が発見された。

(7)「気配」の感覚 sense of "presence" 訳注12)

異常な気配の感覚は厳密に言えば感覚錯誤ではないが，かといって妄想と見なすこともできないため，分類が困難である。ほとんどの正常な人は，1人で暗い道にいたり，薄暗い照明の階段を上っていたりする時，時々誰かがいると感じるものである。この感じは，後ろに誰かがいる，というものであることが多い。通常，こうした感じは気のせいだとして忘れ去られるが，それでもとりあえず振り返って確かめるものである。だが時に，姿を見ることはできなくても誰かがいると感じることがあり，それが誰であるかはわかることもわからないこともある。たとえば，アビラの聖テレサ訳注13) は次のように記した。

「ある日，私は祈っていると——その日は栄誉ある聖ペテロの祝祭日でした——私はそばにキリストがいるのが見えました。より正確に言えば，私はキリストを意識しました。というのも，身体の目や魂の目では何も見えなかったからです。キリストは私のすぐ近くにいるようであり，私はそれがキリストであるとわかりました」。

彼女はのちにこう記した。

「しかし，最もはっきりと感じたのは，キリストがいつも私の右側に

訳注12)「気配」の感覚：実体的意識性 leibhaftige Bewusstheit［独］とも呼ばれる。
訳注13) アビラの聖テレサ（1515〜1582）：スペインの修道女。神秘主義・神秘体験で知られる。

いて，私がしているすべてのことの証人になっている，ということでした」。訳注14)

　おそらくこの体験は睡眠不足，空腹，宗教的熱狂によるものだったのであろう。あるいは，神／キリストに対する親近さを叙述する隠喩的方法だったのかもしれない。ある女性患者は，右肩の上にある気配を感じ，別の部屋に入ってもそれがついてくると述べ，そこに誰もいないことはわかっていたが，その感じが強烈で苦しいものであったため，時に逃げようとして寝具の下に隠れた。

　気配の感覚は健康な人にも，また器質性状態，統合失調症，ヒステリーでも生じることがある。上記の患者は境界性パーソナリティ障害と診断されていた。

d. 幻覚症候群 hallucinatory syndromes

　幻覚症候群は幻覚症 hallucinosis とも呼ばれ，他の精神病症状を伴うことなく，感覚様態を問わず持続的な幻覚が存在する障害をいう。同定されている主要な幻覚症候群には以下の2つがある。

- **アルコール幻覚症 alcoholic hallucinosis**：この幻覚は通常，幻聴であり，節酒している期間中に生じる。幻聴は脅したり，非難したりするもののこともあるが，優しい声を報告する患者もいる。意識は清明であり，幻覚が1週間を超えて持続することは稀である。これは長期のアルコール乱用と関連している。
- **器質性幻覚症 organic hallucinosis**：これは認知症，とくにアルツハイマー型認知症の患者の20〜30％に存在し，幻聴あるいは幻視が最もよく見られる。失見当識もあり，記憶の障害がある。

訳注14)『The Life of St. Teresa of Avila by Herself.』traslated by Cohen, J.M., Penguin Classics, London, 1987 からの引用。

e. 特殊な種類の幻覚

(1) 機能性幻覚 functional hallucination

　これは聴覚刺激が幻覚を引き起こすが，幻覚と共に元々の刺激も体験されるものである。言い換えれば，幻覚は他の実在感覚の存在を必要とする。たとえば，ある統合失調症の患者は，最初の頃は時計のカチカチという音と共に神の声が聞こえ，のちには水道水から出てくる声，鳥の鳴き声から出てくる声が聞こえるようになった。つまり，音と声の両方が聞こえたのである。患者はそれぞれの特徴を聞き分けることができるが，決定的なことは，幻覚が刺激なしには生じないということである。騒音が幻聴を誘発することを発見した患者の中には，耳栓をすることによって刺激の強度を下げ，それによって幻聴の強度をも下げようとする者もいる。ある患者は最近，集めている人形の口が動いているのが見えたと述べた。人形を見ることが幻覚を引き起こすために必要であったが，人形の口の動きははっきりとした，他の部分とは別個のものであり，その人形全体の知覚が変形したのではなかったので，これは錯覚ではなく機能性幻覚である。機能性幻覚は慢性の統合失調症では珍しいものではなく，錯覚と間違われることがある。

(2) 反射幻覚 reflex hallucination

　共感覚 synaesthesia とは１つの感覚様態の刺激が他の感覚様態の感覚体験を引き起こすという体験である。たとえを挙げるならば，指の爪が黒板を引っかくのが聞こえるのと同時に，背筋に寒けを感じるというものである。ある患者は，熟慮していることが聞こえると言い，なんらかの行為を実行しようとすると，自分がそうするのが聞こえると述べた。稀だが，LSD やメスカリンなどの幻覚剤の影響下で共感覚が生じることがあり，たとえば花を触り，味わい，聞くことが同時にできると表現されることがある。反射幻覚は共感覚の病的な形態であり，ある感覚野の刺激が別の感覚野の幻覚を引き起こす。たとえばある患者は，他

の人がくしゃみ（刺激）をするのが聞こえると，頭の中に痛み（身体幻覚）を感じ，くしゃみが痛みを引き起こしていると確信していた．

(3) 域外幻覚 extracampine hallucination

これは感覚野の範囲外の幻覚である．たとえば，まっすぐ前を見ている時に背後に人が立っているのが見える，あるいはリバプールにいる時にロンドンで話している声が聞こえる．この幻覚は健康な人にも入眠幻覚として生じうるが，統合失調症や，てんかんなどの器質性の病態でも生じうる．

(4) 自己像幻視 autoscopy もしくは幻の鏡像 phantom mirror-image

自己像幻視は幻の鏡像とも呼ばれ，自分の姿が見え，それが自分であるとわかっているという体験である．その幻覚が自分自身であるという印象を抱くには，運動感覚と身体感覚も存在しなければならないため，これはたんなる幻視とはいえない．正常な人でも，情動的に取り乱している時や疲労困憊している時に，この症状が生じることがある．こうした場合，意識の状態になんらかの変化が生じているのである．時に自己像幻視はヒステリー性の症状である．自己像幻視は時に統合失調症患者に見られることもあるが，急性および亜急性せん妄状態で見られることのほうが多い．自己像幻視と最も関連している器質性状態は，てんかん，頭頂－後頭部領域を侵す巣病変，大脳基底領域に最も影響を及ぼす毒性感染状態である．自己像幻視がしばしば脳血管障害や重症感染性疾患による頭頂葉障害に関連しているという事実は，二重身 doppelganger[訳注15] が見えることは死期が迫っていることを意味するという，ドイツ民族伝承で信じられていることを説明している．時に二重身が内部空間に生じる偽幻覚である場合があり，患者はそれが「心の目

訳注15) Doppelganger：doppelgänger［独］からの外来語．

の中」にいると述べることがある。

　器質性状態の患者の中には，鏡を見ても何の像も見えないという者が少数いる。これは陰性自己像幻視 negative autoscopy と呼ばれている。自分の内臓が見える，という内的自己像幻視を記述している精神科医もいるが，これは稀である。こうした内臓の描写は，大雑把な解剖学の知識のある素人が言いそうなものである。

　(5) 入眠幻覚 hypnagogic hallucination と出眠幻覚 hypnopompic hallucination

　これらの幻覚に初めて言及したのはアリストテレスであるが，入眠幻覚は主体が入眠しつつある時に，出眠幻覚は主体が覚醒しつつある時に生じる。出眠幻覚はしばしば，主体が覚醒しかけてまどろんでいる朝に生じるものであり，実際は主体が睡眠に落ちようとしている時に生じる入眠幻覚であることが示唆されている。「出眠」という語は，開眼時に睡眠中から持続している幻覚体験に対してのみ用いるべきである。入眠幻覚は傾眠中に生じ，不連続的であり，主体に押しつけられるように思われ，夢の場合のように主体が参加する体験ではない。入眠幻覚は出眠幻覚のおよそ3倍多く見られるが（成人集団の37％に報告されている），後者のほうがナルコレプシーのより適切な指標である。主体は幻覚によって目が覚めたと思っており（たとえば，電話が鳴っていないのに電話が鳴る音が聞こえる），聴覚性の様態が最もよく見られるが，視覚性，運動感覚性，触覚性のこともあり，その出現は突然である。入眠幻覚を報告する主体は，はっきりと覚醒していると主張することが多いが，実際はそうでなく，幻覚時の脳波は低振幅 α 波である。

　入眠幻視は幾何学的模様，抽象的形象，人の顔，人の姿，自然の風景などである。幻聴は動物の鳴き声，音楽，声などである。最もよく見られる幻聴の1つに，自分の名が呼ばれるのが聞こえる，あるいは意味のわからない文や語句を言う声が聞こえる，というものがある。睡眠が剥

奪された被験者に入眠幻覚が生じることがあり，その場合，幻声，幻視，関係念慮があって，これらの病的現象に対する病識はない。被験者が十分な睡眠を取ると，この状態は消失する。

入眠および出眠現象については，それらが真の幻覚体験であるにもかかわらず，いかなる精神病理現象をも示すものではないことを理解することが重要である（Ohayon ら，1996）。これらはナルコレプシーでも生じる。

(6) 器質性の幻覚

器質性の幻覚はどの感覚様態にも生じ，さまざまな神経学的および精神医学的障害で生じることがある。本項では精神医学的原因に焦点を当てる。

器質性の幻視は，眼障害だけでなく，中枢神経系の障害や視索の病変でも生じる。複合的な情景幻視は側頭葉の病変で生じる。シャルル・ボネ症候群は，視力の障害に起因する，他の精神病理現象を伴わない幻視である。あらゆる認知症，せん妄，および物質乱用は幻視を引き起こすことがある。

幻肢 phantom limb は，精神医学的原因による器質性の身体幻覚のうち最もよく見られるものである。この場合，腕や脚が切断されていたり，あるいはそこからの感覚経路が破壊されていたりするために，実際には何の感覚も受容していないのにもかかわらず，患者はその腕や脚が存在していると感じる。視床－頭頂部の病変がある例では，稀に患者は 3 本目の上肢あるいは下肢を述べることがある。ほとんどの幻肢は末梢および中枢障害によって引き起こされる。幻肢は 6 歳以上のすべての肢切断例の約 95％ に生じる。時に幻肢は末梢神経や脊髄の病変後に生じる。幻肢は腕や脚に対する病前のイメージ像と必ずしも一致せず，元の長さより短いこともあれば，遠位部分しかなく幻の手が肩から出ていると訴えられることもある。意識の混濁がある場合，幻肢は実在の

ものであるという妄想が生じることがある。乳房切除，眼球摘出，喉頭の切除，人工肛門の形成といった他の外科的手術後にも，幻の器官phantom organ という同等の知覚が生じることもある。そうした人はその器官や肢が存在しているという意識があり，幻の器官が占めている空間での疼痛や異常感覚を述べる。少数の患者ではこれが持続する。幻肢の場合，その知覚は時が経つにつれ薄れていき，遠位部分が近位部分よりも早く消失する。頭頂葉の損傷も，さまざまな身体部分の変容や断裂を伴う身体幻覚を引き起こしうる。

　側頭葉の病変は多感覚性の幻覚を引き起こしうるが，身体幻覚は生じない。これは，身体感覚領野がシルビウス裂によって側頭葉から隔てられているからである。

f. 幻覚に対する患者の態度

　器質性の幻覚では，患者は通常，幻視を恐ろしく感じており，必死に幻視から逃げようとすることがある。ほとんどのせん妄患者は脅されていると感じ，一般に猜疑的である。被害的態度と幻視が組み合わさっているため，あらゆる看護ケアに対する抵抗と，脅威を生じる状況から逃げようとする衝動的な試みが生じることがあり，そのため窓から飛び出して生命を危険に曝すことがある。例外はこびと幻覚であり，患者は通常これをおもしろがり，喜んで見ることもある。

　うつ病患者では，自分を罵倒する，あるいは自殺を命じるバラバラな声が聞こえることが多い。患者は自分が悪人であり，そのように言われても当然であると確信しているので声を怖がらないし，自殺するよう指示されてもおびえない。というのも，どっちみち，ずっと前からそうしようと考えていただろうからである。

　急性の統合失調症における幻声の始まりはしばしば非常に恐ろしいものであり，時に患者は声の出所だと思う人を攻撃することがある。他方，慢性の統合失調症の患者は声をつらく思わず，昔からの友人のよう

に扱うこともあるが，少数ながら声のことをつらそうに訴える患者もいる。自身の疾病についての知識，すなわち病識のある患者は，幻覚が異常な症状であることを知っていて，そのため幻覚を否認することがある。時に，患者が話すのを止めて何かに聞き入っているように見える，あるいは声に答えようとすることから，患者に幻聴が生じていることが明白なことがある。

g. 身体像の変容 body image distortions

　図式亢進症 hyperschemazia，すなわち身体部分の拡大が知覚されることは，さまざまな器質的および精神医学的病態で生じうる。身体の一部が痛む場合にその部分が正常時より大きく感じられることがある。腕や脚に部分麻痺がある場合にはその部分が重く，大きく感じられる。たとえば，錐体外路徴候の見られる側が図式亢進的 hyperschematic になるブラウン・セカール麻痺 Brown-Sequard paralysis や，末梢血管障害，多発性硬化症，後下小脳動脈の血栓後遺症などの場合である。最後の2つでは，図式亢進症は一側性である。図式亢進症が心気症，離人症，転換性障害などの非器質性の病態に生じることもあり，神経性無食欲症における肥満感と関連する身体像の変容がおそらく最もよく知られている。

　身体の一部がない，あるいは小さくなっているという知覚は，それぞれ無図式症 aschemazia，図式低下症 hyposchemazia と呼ばれている。これらが最も生じやすいのは，たとえば右中大脳動脈の血栓症による頭頂葉病変，脊髄の処置後，健常被験者を水中に沈めた時[訳注16]などである。図式低下症は虚無妄想から区別されなければならない。Sims（2003）は身体像の変容に関する包括的記述を行ったが，その中で引用された Critchley（1950）は，図式亢進症と図式低下症が複合して見ら

訳注16）感覚遮断実験か？

れた頭頂葉梗塞の患者を記述している。

「私は身体の一側（左側）がないかのように感じましたが，その同じ側に鉄の塊が並べられていて，それが重くて動かせないような感じもしました。（中略）頭が狭くなっているような気がしましたが，中心から左側にかけてレンガが詰まっているみたいに重く感じました」。

コロ koro, すなわち陰茎が縮みつつあり，やがて腹部の中に引き込まれて死ぬという迷信が東南アジアに見られる。これは解剖学に対する誤った理解によるものと考えられており，診断的にはおそらく不安障害に相当すると思われる。

図式錯誤 paraschemazia, すなわち身体像の変容は，身体の一部が歪んでいる，ねじれている，あるいは身体の他の部分から切り離れているという感じとして陳述され，幻覚剤の使用，てんかんの前兆，稀に偏頭痛で生じる。

片側身体失認 hemisomatognosia とは身体像の片側性の欠落であり，その人は身体の片側がないかのようにふるまう。これは偏頭痛やてんかんの前兆で生じる。病態失認 anosognosia とは「疾病の否認」であり，ある研究（Cutting, 1978）によれば，右半球の梗塞がある人の58％が梗塞後早期に片麻痺を否認し，左腕の筋力低下を認めようとしない。典型的には，麻痺しているという明らかな証拠があるにもかかわらず，こうした確信が持続する。麻痺している腕や脚に対して奇妙な態度を示す患者もいるが，これは身体パラフレニー somatoparaphrenia（身体に関する妄想的確信）と呼ばれている。四肢の数が多すぎると訴えられることもあれば，腕や脚が歪んでいる，動かない，切断されている，あるいは他の方法で異常だと訴えられることもある（Halligan ら，1995）。その腕や脚が特定の他人のものだと訴えられることもある。半側空間無視 hemispatial neglect とは，課題を遂行する際に病変の反対側の片

側空間が無視されることであり，特殊例であるが，ゲルストマン症候群 Gerstmann syndrome（優位半球頭頂葉の病変による）は失書，失算，手指失認，左右の見当識障害からなる。

■文　献

Bisiach, E., Rusconi, M. L. & Vallar, G. (1991) Remission of somatoparaphrenic delusion through vestibular stimulation. *Neuropsychologia*, 10, 1029-1031.
Cooper, A. F. (1976) Deafness and psychiatric illness. *British Journal of Psychiatry*, 129, 216-226.
Critchley, M. (1950) The body image in neurology. *Lancet*, i, 335-341.
Cutting, J. (1978) Study of anosognosia. *Journal of Neurology, Neurosurgery and Psychiatry*, 41, 548-555.
Hamilton, M. (ed.) (1974) *Fish's Clinical Psychopathology. Signs and symptoms in Psychiatry*. Bristol: Wright.
Gonzalez-Pinto, A., van Os, J., Perez de Heredia, J. L., et al (2003) Age-dependence of Schniderian psychotic symptoms in bipolar patients. *Schizophrenia Research*, 61, 157-162.
Halligan, P. W., Marshall, J. C. & Wade, D. T. (1995) Unilateral somatoparaphrenia after right hemisphere stroke: a case description. *Cortex*, 31, 173-182.
Hamilton, M. (ed.) (1974) *Fish's Clinical Psychopathology. Signs and Symptoms in Psychiatry*. Bristol: John Wright and Sons Ltd.
Hare, E. H. (1973) A short note on pseudohallucinations. *British Journal of Psychiatry*, 122, 289.
Jaspers, K. (1962) *General Psychopathology* (7th edn), (trans. J. Hoenig & M. W. Hamilton.) Manchester: Manchester University Press.
Leff, J. P. (1968) Perceptual phenomena and personality in sensory deprivation. *British Journal of Psychiatry*, 114, 1499-1508.
Latcham, R. W., White, A. C. & Sims, A. C. P. (1978) Ganser syndrome: the aetiological argument. *Journal of Neurology, Neurosurgery and Psychiatry*, 41, 851-854.
Manschreck, T. C., Maher, B. A., Winzig, L., et al (2000) Age disorientation in schizophrenia: an indicator of progressive and severe psychopathology, not institutional isolation. *Journal of Neuropsychiatry and Clinical Neurosciences*, 12, 350-358.
Ohayon, M. M., Priest, R. G., Caulet, M., et al (1996) Hypnagogic and hypnopompic hallucinations: pathological phenomena? *British Journal of Psychiatry*, 169, 459-467.
Pawar, A. V. & Spence, S. A. (2003) Defining thought broadcast. Semi-structured literature review. *British Journal of Psychiatry*, 183, 287-291.
Sims, A. (2003) *Symptoms in the Mind. An introduction to Descriptive Psychopathology* (3rd edn). London: Saunders.
Tapp, A., Tandon, R., Scholten, R., et al (1993) Age disorientation in Kraepelinian schizophrenia: frequency and clinical correlates. *Psychopathology*, 26, 225-228.
Ungvari, G. S. & Mullen, P. E. (1997) Reactive psychoses. In *Troublesome Disguises: Under-*

diagnosed Psychiatric Syndromes (eds D. Bhugra & A. Munro). Oxford: Blackwell Science.

World Health Organization (1998) *Schedules for Clinical Assessment in Neuropsychiatry (SCAN)*. Geneva: WHO.

第3章

思考と会話の障害

　思考の障害には，知能の障害，思路の障害，思考所有の障害，強迫，思考内容の障害，思考形式の障害がある。

知能の障害

　知能とは，合理的かつ論理的に思考し行動する能力のことである。知能の測定は複雑であり，かつその妥当性については議論が続いている（Ardia, 1999）。実践上，知能は言葉・数字・記号・模様・非言語性素材の使用を通じて，人が問題を解決し概念を形成する能力を検査することによって測定される。知能の発達が減速すると思われる正確な年齢は，用いる検査の種類によって異なるが，知能検査によって測定される知能は中年期に緩徐な低下を始め，その進行は以前考えられていたよりもはるかに緩徐であると思われる（McPherson, 1996）。

　最もよく用いられている知能測定の方法は，母集団における得点分布を用いる方法である。すなわち，適切な母集団の75百分位数の人の得点を例にとれば，それ以下の得点の人は75%，それ以上の得点の人は25%いることになる。小児用知能検査の中には精神年齢 mental age（MA）によって値が表示されるものもある。精神年齢とは，対応する歴年齢 chronological age（CA）の平均的小児が達成する値である。歴

史的理由から，ほとんどの知能検査は母集団の平均 IQ が 100，標準偏差が 15 になるように作成されている。得点分布がガウス分布（正規分布）でない場合も，百分位数は容易に標準単位に変換され，この知能測定方法がおそらく最良のものである。

　無作為に選択された同年齢の対象群の知能指数は正規分布を示す傾向にあるが，正規分布にしたがわない区域もある。分布区域の下限付近では，遺伝，分娩時外傷，感染などによって引き起こされる脳損傷の結果，低知能の発生率が上昇している。したがって，低知能すなわち現今「学習能力障害（精神遅滞）learning disability[訳注17]」ないし「知的能力障害 intellectual disability」と呼ばれるものには 2 つの群がある。

　第 1 の群は，知能が正常域下限にあり，したがって正常からの量的偏位である人々からなる。学習能力障害（精神遅滞）がある第 2 の群は，種々の特定の学習能力障害（精神遅滞）のある人々からなる。学習能力障害（精神遅滞）の多くの例は病因が不明であり，よって原因の如何にかかわらず，境界域（IQ = 70 〜 90），軽度（IQ = 50 〜 69），中等度（IQ = 35 〜 49），重度（IQ = 20 〜 34），最重度（IQ < 20）にカテゴリー分類される。これらのカテゴリー分類のより詳細な臨床記述は，『ICD-10 精神および行動の障害の分類』（ICD-10; WHO, 1992）に掲載されている。

　認知症 dementia は脳疾患に起因する知能の喪失であり，とりわけ思考，記憶，理解，見当識を含む多数の皮質機能の障害を特徴とする（WHO, 1992）。認知症のより詳細な臨床的および神経病理学的な解説は Lishman が行っている（1998）。統合失調症の患者は多数の認知領域における特定の欠損を示す傾向があり（Sharma & Antonova, 2003），これらの欠損は過去においては「統合失調症性認知症 schizophrenic

---

訳注 17）Learning disability（学習能力障害）：最近英国では，mental retardation（精神遅滞）の新たな呼称としてこの語が好まれる（Sims, 2008）。Learning disorder（学習障害）のことではない。

dementia」と呼ばれていた。しかし，これらの欠損は真の認知症症状ではないので，認知症の一形態ではなく統合失調症の精神病理の一部であると考えるのが最もよい（McKennaら，1990）。ことに統合失調症における作業記憶と意味記憶の障害は，側頭葉皮質，前頭葉皮質，および海馬の機能不全に関連するとされている（Kuperberg & Heckers, 2000）。これらの障害は社会機能に重大な影響を及ぼす可能性がある。

思考の障害

「考える to think」という動詞は英語ではいささか曖昧な意味合いで使われている。「意見を言う」，「注意を向ける」という用法を別にすれば，「考える」という語には以下に挙げる3つの正当な用法がある。
1. **方向性のない空想的思考** undirected fantasy thinking（かつて自閉的思考，非現実思考 dereistic thinking[訳注18]とも呼ばれた）
2. **想像的思考** imaginative thinking：合理的なことや可能なことを超えないもの。
3. **合理的思考** rational thinking ないし**概念的思考** conceptual thinking：問題の解決を試みるもの。

どこで空想が終わり，どこで筋道の通った思索が始まるのか決めるのは時に困難であるので，方向性のない空想的思考と想像的思考との間の境界が明瞭でないことは明らかである。同様に，想像的思考と合理的思考の境界も明瞭ではない。

1. 方向性のない空想的思考ないし「自閉的 autistic」思考

方向性のない空想的思考自体はごくありふれたものであるが，度重なる失望や生活上の逆境に直面した時，過度の方向性のない空想的思考に

訳注18）Dereistic thinking：dereistisches Denken（Bleuler, E., 1911）の英訳。

ふける人がいる。Bleuler（1911）は，統合失調症で見られる過度の「自閉的」思考について，その原因の1つは形式的思考障害であると考えた。たしかに一部の慢性統合失調症患者に見られる空想的妄想はこのように説明すること[訳注19]も可能であろうが，Bleulerの説明はすべての統合失調症を記述し理解するのには有用ではない。思考内容および思考形式に対するより有用なアプローチを下記に示す。

2. 思考障害の分類

思考障害の分類は，いかなる分類にせよ，少なくともある程度は恣意的にならざるをえない。たとえば，思考障害を内容の障害と形式の障害，よりなじみやすい言葉で言えば確信 belief の障害と推論 reasoning の障害に分けることが従来の慣例であるが，確信することと推論することとは明確に切り離せるものではないので，この分け方がいささか人為的であることは明白であろう。これら2つの障害とは別に，思路すなわち思考の進行の障害を論じることが可能であるが，これとても多少とも恣意的な概念である。最後に，思考の制御の障害がある。これは主体が思考を制御することができないものであり，思考が主体にとって異質になることすらもある。これは意志あるいは自我意識の障害とも考えられよう。いかなる分類も恣意的にならざるをえないことを念頭に置きつつ，議論のために，われわれは思考の障害を思考の流れ（思路），思考の所有，思考の内容，および思考の形式の障害に分けることを提案する。

a. 思路の障害 disorders of the stream of thought

思路の障害はさらに速度の障害と連続性の障害とに分けることができる。

訳注19）過度の方向性のない空想的思考が統制されないことによるものであると説明すること。

(1) 思考速度の障害 disorders of thought tempo

①観念奔逸 flight of ideas

観念奔逸では観念が次々に湧出する。思考の全般的方向がなく，連続する思考間の結びつきは偶然の，だが通常は了解可能な諸要因によるもののように見える。患者の会話は容易に外部刺激へと逸れ，また内部の表層的な連合によっても逸れる。思考の進行は，最初の牌の半分が次の牌の半分を決定するというドミノゲームにたとえることができる。思考の決定的な傾性が欠如しているため，一続きの観念の連合は，偶然の関係，あらゆる言語的連合（類韻，頭韻など），音連合，諺，古来の格言，決まり文句によって決まる。観念奔逸における観念の偶然の結びつきは，観念奔逸の記録を完全に逆の順にしても，思考の進行が同じように理解される，という事実によって示される。

観念奔逸の例として，ある躁病患者はどこに住んでいるのか問われて次のように答えた。「Birmingham, Kingstanding; see the king he's standing, king, king, sing, sing, bird on the wing, wing, wing on the bird, bird, turd, turd」。

観念奔逸は躁病に典型的である。軽躁病ではいわゆる「まとまりのある観念奔逸 ordered flight of ideas」が生じ，多くの無関係な事柄が混入するが，患者は当初の課題に戻ることができる。この病態では，音連合と言語的連合はさほど著しくなく，思考の出現速度は観念奔逸ほど速くはない。そのため，この観念奔逸の辺縁的類型は「冗長さ prolixity」と呼ばれている。こうした患者は副次的な観念が主たる思考の流れに入るのを防ぐことができないが，本筋を忘れるのはわずかな瞬間にすぎず，最終的には目的に到達する。詳細を回りくどく話す迂遠 circumstantiality と異なり，こうした患者は思考に生き生きとした粉飾を施す。急性の躁病では，思考が言葉として定式化されないうちに次の思考によって押し出されるため，観念奔逸が重度となり，滅裂 incoherence が生じることがある。

時に観念奔逸は，統合失調症患者が興奮している時や，視床下部の病変などの器質的状態でも生じる。視床下部の病変は躁病の症状，パーソナリティの障害など，さまざまな心理的作用と関連している（Lishman, 1998）。ここまで記述してきたことは，実は談話心迫 pressure of speech を伴う観念奔逸である。一部の混合性感情状態[訳注20]では，談話心迫を伴わない観念奔逸が生じると主張されている。

②思考の制止ないし緩徐化 inhibition or slowing of thinking[訳注21]

思考の制止ないし緩徐化があると，思考の流れが遅くなり，浮かんでくる観念と心的表象の数が減少する。患者はこれを決断困難，集中力の低下，思考の明晰さの喪失として体験する。また，能動的注意が低下するため，出来事の記銘が不良となる。このことから，患者は記憶力の低下を訴え，頭がおかしくなりつつあるという優格観念ないし妄想性の観念が発展する。集中力の低下と思考の全般的な曖昧さは，しばしば「頭の中」の表現しがたい奇妙な感覚を伴うため，患者が訴えているのが身体症状であるのか，それとも精神症状であるのかを決めることが時に困難となる。思考の緩徐化を伴ううつ病患者は，認知的欠損があるように見えるため，認知症と誤診されることがある。

思考の緩徐化はうつ病でも見られ，また躁病性昏迷という稀な病態でも見られる。しかし，うつ病患者の多くは思考の緩徐化があるのではなく，不安なとらわれと不安による注意の逸れやすさのために考えるのが困難であると体験しているのかもしれない。

③迂遠 circumstantiality

迂遠が生じると，思考は多くの不要で些細な細部を伴いながら緩徐に

訳注20）躁うつ混合状態。
訳注21）Inhibition（制止）は主観的体験であり，slowing（緩慢化）は客観的所見である。

進行するが，最終的には目的点に達する。思考の目標が完全に失われてしまうことはなく，思考は入り組んだ回り道を経ながら目標に向かって進行する。歴史的に，この障害は時にてんかんに伴うパーソナリティの特徴の1つと見なされてきた（Kaplan & Saddock, 1996）。だが迂遠は学習能力障害（精神遅滞）にも，また強迫性のパーソナリティ特性がある人にも生じうる。

(2) 思考の連続性の障害 disorders of continuity of thinking
①保続 perseveration

保続が生じると，精神的作用がいま現在関わっている点を越えても持続し，その結果思考の進行が妨げられる。保続は主として言語性もしくは観念作用性のものである。たとえば，患者に前首相は誰だったかと問うと，「ジョン・メジャー」と答え，次に現首相の名前を問うと，「ジョン・メジャー。いや，ジョン・メジャーだよ」と答える。この症状は患者が直面している課題の難度に関係しているため，問題が難しくなればなるほどいっそう生じやすくなる。保続は全般性および局在性の脳器質性障害によく見られるものであるので，それが存在する場合には，こうした診断を強力に支持するものとなる。

保続の初期段階では，上記した例のように，患者は自らの障害を認識し，克服しようと努めることがある。保続は明らかに意志の問題ではなく，このことによって保続は，現在の状況とはいかなる関係もない単語あるいは語句が何度も自発的に繰り返されるという言語常同症 verbal stereotypy から区別される。言語常同症では状況に関係なく同じ単語あるいは語句が用いられるが，それに対して保続では1つの単語，語句あるいは観念が，それがいま現在関わっている点を越えて持続するのである。

②思考途絶 thought blocking

　思考途絶が生じると，思考の流れが突然止まり，「空白 blank」を残す。次いでまったく新しい考えが始まることがある。多少とも病識が保たれている患者にとって，これは恐ろしい体験である。このことは思考途絶が，疲労困憊している時や非常に不安な時に生じる傾向のある，思考の流れを突然見失うというより多く見られる体験とは異なることを示唆している。思考途絶が明らかに存在している場合，それは統合失調症を強く示唆している。だが，疲労困憊して不安な患者も，会話の道筋を見失い，思考途絶があるように見えることがある。

b. 強迫観念，強迫行為，思考所有の障害 obsessions, compulsions and disorders of the possession of thought

　正常であれば，人は自分の思考は自分のものであると体験するが，この自己所属感が意識の前景に立つことはない。人は自分の思考を制御しているとも感じている。一部の精神疾患では，思考の制御あるいは自己所属感の喪失がある。

　(1) 強迫観念と強迫行為 obsessions and compulsions

　強迫観念 obsession（反芻 rumination とも呼ばれる）とは，その考えがまったく無目的である，あるいは妥当性ないし有用性という点を越えて持続し思考を支配しているとその人が自覚しているにもかかわらず，持続し思考を支配する考えである。強迫観念の最も重要な特徴の1つに，その内容がしばしば，その人に大きな不安とさらには罪悪感さえも引き起こす性質のものだということがある。その考えはその人にとって特別に相容れないものであることがある。たとえば，上品ぶった人は性的な考えに，敬虔な人は冒瀆的な考えに，臆病な人は拷問，殺人，傷害という考えに苦しめられる。興味深いことに，以前は性的な強迫観念が優勢であることが強調されたが，現今最もよく見られる強迫観念の形

態は，自分が他人に危害を加える恐怖に関するものと思われる（たとえば，母親が赤ん坊に危害を加えるのではないかという強迫観念を抱く）。これは社会変化を反映しているのかもしれない。というのも，ビクトリア女王時代の人々は特にセックスについて思い悩んでいたが，現代の人々はむしろ攻撃と危険にとらわれているからである。

慣例的に強迫観念 obsession と強迫行為 compulsion が区別される。実際のところ，強迫行為とは単なる強迫的な運動行為 obsessional motor act である。それは直接的に行為へと導く強迫衝動に起因することもあれば，汚染という強迫恐怖が強迫洗浄を生じるように，強迫的な心的表象あるいは観念によって仲介されることもある[訳注22]。

強迫観念 obsession の本質的特徴は，それが患者の意に反して出現することである。ということは，通常は患者の制御の下にあるものながら患者がそれに抵抗する場合にのみ，われわれはその精神的事象を強迫と呼ぶことができるのである。したがって，強迫的な心的表象，観念，恐怖，衝動はあっても，強迫的な幻覚や気分というものはないのである。

強迫表象 obsessional image とは患者の心を占有する鮮明な視覚表象である。時に，強迫表象がきわめて鮮明であるために偽幻覚と間違われることがある。たとえばある患者は，自分の名前がはっきりと刻まれた自分の墓石の視覚表象という強迫があった。強迫観念 obsessional idea は，「空はなぜ青いのか」というものから「神にフェラチオをすることは可能か」というものまで，あらゆる種類の題材に関する反芻という形態をとる。時に強迫思考 obsessional thinking は対照思考 contrast thinking という形態をとり，患者は言われたことの反対を考えずにはいられない。これは強迫冒涜となることがあり，たとえばある敬虔な女性患者は冒涜的な韻をふむという強迫があったため，神父が「God Almighty（全能なる神）」と言うたびに「Sod Allshitey（糞なるやつ）」

訳注22）言うならば，衝動実行型と不安解消型。

と考えずにはいられなかった。強迫衝動 obsessional impulse はたんに物に触わる，物を数える，物を並べるといった衝動のこともあれば，反社会的行為を行う衝動のこともある。うつ病患者の自殺と他殺という強迫観念を別にすれば，強迫患者が強迫衝動を実行することはごく稀である。強迫恐怖すなわち恐怖症 phobia とは，原因なく支配されていると患者が自覚している根拠のない恐怖であり，ヒステリー性の恐怖症や学習された恐怖症からは区別されなければならない。

　強迫観念は強迫状態，うつ病，統合失調症，時に器質性状態に生じる。脳炎後のパーキンソン症では強迫行為が特によく見られるように思われる（Lishman, 1998）。ある一定の患者では，強迫性障害を精神病から鑑別するに際して特別な困難さがある。というのは，強迫性障害の患者のうち最大で14％が幻覚や妄想といった精神病性現象を報告しているからである（Eisen & Rasmussen, 1993; Dowling ら，1995）。こうした精神病症状ないし精神病様症状は，患者が自らの強迫観念や強迫行為について明確に考える能力に重大な影響を及ぼすため，認知療法や行動療法に取り組む能力に影響を及ぼす可能性がある。

　(2) 思考疎隔化 thought alienation

　強迫観念を有する患者は，意に反してある物事について考えずにはいられないとは認識しているが，その強迫的な考えが自分にとって異物であり，また自分がコントロールできないものとは見なしてはいない。思考の疎隔化では，患者は自分の考えが外部の何者かにコントロールされている，あるいは他者が自分の思考に関与していると体験する。純粋な考想吹入 thought insertion では，患者は考えが頭の中に挿入されると思うのであり，患者はその考えは異質のもので外から入ってくると認識している。この症状は統合失調症に関連していることが多いが，統合失調症のみに見られるわけではなく，多くの関連現象も記述されている（Mullins & Spence, 2003）。

考想奪取 thought deprivation[訳注23]では，患者は，考えているとその考えが突然消失し，外部の影響によって頭の中から引き抜かれると思う。これは思考途絶と「脱落」に対する主観的体験ではないかと考えられてきた。

考想伝播 thought broadcasting[訳注24]では，患者は，自分が考えていると他の誰もが自分と一致して考えている，と思う。これは Fish が示した考想伝播の定義であるが（Hamilton, 1974），この他にもさまざまな定義が存在する。たとえば，自分の考えが静かに頭から漏れていて，他の人がその考えを知ることができると確信する，あるいはまた自分の考えが声に出して話されているのが聞こえ，その結果，他の人はそれが聞こえると確信するという体験を表すのにもこの用語が使われている。これらのさまざまな定義については Pawar と Spence による総説がある（2003）。臨床実践では，患者が自身の思考に関してどんな確信を持っているのか正確に把握し，一語一句カルテに記録しておくことが有用である。上に述べた体験に類似したものはすべて考想伝播と記述して正しいといえるが，この用語はわずかではあるが種々異なった体験を記述するのに使われており，このことに注意しておくことが重要である。

これらの思考疎隔化体験のいずれにおいても，精神分析学的解釈は自我と環界との間の境界が崩壊しているというものであるため，かつてはこれらの症状の存在が統合失調症という診断を示すものと考えられていたことはさほど驚くべきことではない。現在，思考疎隔化は ICD-10 における統合失調症の診断基準の重要な要素である（WHO, 1992）。

これらの現象は，自我親和性 ego-syntonicity／自我異和性 ego-dystonicity というプリズムを通して取り扱うことが可能である。ある

訳注23）Thought deprivation：英語では thought withdrawal という表現がより一般的である。
訳注24）Thought broadcasting：gedankenausbreitung（Schneider, K.）［独］の英訳。この場合の broadcast は「放送する」ではなく「広める」との意味。

体験が自我の目的と要求，ないしその人の理想的自己像に一致している場合，その体験は自我親和的と記述され，その反対のものは自我異和的と記述される。しかし，自我親和的な現象と自我異和的な現象という区別は絶対的なものではなく，臨床像は一次妄想や二次妄想，また変化する気分状態によって複雑になることがある。だが一般に，精神病患者が自らの症状に対する病識を有するにつれて，思考疎隔化体験はより自我異和的となり，その人に苦痛をもたらすように思われる。

c. 思考内容の障害 disorders of content of thinking

妄想とは患者の社会的および文化的背景に一致しない，誤った訂正不能な確信と定義するのが慣例である。誤っているという事実は妄想の認識を容易にするが，これは妄想の本質的性質ではない。たとえば，既婚者に非常によく見られる妄想に配偶者が浮気をしているというものがある。当然のことながら，こうした配偶者の中には本当に浮気をしたことがある人もいるだろう。その場合，妄想は正しいということになるが，これは偶然の一致にすぎない。

真正妄想 true delusion と妄想様観念 delusion-like idea という区別もある。真正妄想とは他のいかなる病的現象からも導くことのできない一次的妄想体験の結果であるのに対し，妄想様観念は二次的なものであり，他のなんらかの病的心理現象から了解可能な方法で導くことができるものである。後者は二次妄想とも呼ばれる（Sims, 1995）。

誤った確信としていま 1 つの重要なものに優格観念 overvalued idea があるが，これは精神疾患の有無にかかわらず生じうる。これは，随伴する感情の調子のゆえに他のあらゆる考えに優先し，こうした優先を永続的あるいは長期に保つ観念である。優格観念は妄想ほどには固定されておらず，ある程度は現実に基づいているという傾向があるが，時に優格観念と妄想を区別することは困難である（McKenna, 1984）。

(1) 一次妄想 primary delusions

かつて一次妄想体験は統合失調症に診断的であると考えられていたが，現在では，精神病性疾患や特定の器質性状態などの他の病態でも，同様の体験が叙述されていることが認められている。

一次妄想体験（アポフェニー apophany[訳注25] とも呼ばれる）の本質は，他のなんらかの心的事象と結びついて新たな意味が生じることである。Schneider（1959）は，こうした体験が妄想気分，妄想知覚，妄想着想という一次妄想体験の3つの形態に還元しうることを示唆した。

妄想気分 delusional mood では，患者は自分の周りでなにか自分に関係のあることが起こっていると思うが，それが何であるかがわからない。通常，妄想気分の意味が明らかになるのは妄想着想や妄想知覚が生じた時である。妄想着想 sudden delusional idea では，妄想が完全に形成された状態で患者の頭の中に現れる。これは時に自生妄想 autochthonous delusion と呼ばれる。着想ないし「ひらめき」は精神疾患のある人にもない人にも生じるので，妄想着想という症状が形成されること自体は，統合失調症に診断的なものではない。うつ病性障害や重度のパーソナリティ障害の患者では，妄想様観念や優格観念の性質を持った着想が生じる可能性がある。患者にきわめて誇大的あるいは奇異な着想がある場合には，統合失調症という診断を積極的に考慮すべきである。

妄想知覚 delusional perception とは，正常に知覚された対象に，通常は自己関係づけという方向で新たな意味が付与されることである。新たな意味は患者の感情状態やそれ以前の態度から生じたものとして了解することができない。この最後の条件が重要である。というのは，妄想知覚を妄想性誤解釈 delusional misinterpretation と混同してはならないからである。たとえば，被害妄想のある患者が階段のきしむ音を聞い

訳注25) アポフェニー apophany：Apophänie（Conrad, K., 1958)。「明白になること」との意で，「異常意味顕現」と訳される。

て，これは自分を見張っている刑事だと思うのは，妄想知覚ではなく妄想性誤解釈である。Schneider（1959）はこの症状の「二分節性 two-memberedness」の重要性を強調している。すなわち，対象から主体の知覚に至る第1のつながりがあり，この知覚から新たな意味づけへと至る第2のつながりがあるからである。この基準を用いることにより，Schneider は妄想追想 delusional memories を妄想知覚と妄想着想とに分けた。たとえば，「子どもの時に使ったスプーンには王冠が刻まれていたので，私は王室の家系である」と患者が言う場合，記憶とともに妄想的意味づけもある，すなわち「二分節性」があるので，これは実のところ妄想知覚である。他方，「小さい子どもの頃，軍事パレードに連れていってもらった時に，王が私に向かって敬礼したので，私は王室の家系である」と患者が言う場合，妄想が記憶の中に入り込んでいて「二分節性」がないので，これは妄想着想である。

　一次妄想体験は急性の統合失調症で報告される傾向にあり，慢性の統合失調症ではより少ない。慢性の統合失調症では，一次的妄想体験は，一次的妄想体験，幻覚，形式的思考障害，および気分障害から生じてくる大量の二次妄想の下に埋もれている。

　(2) 二次妄想 secondary delusions と体系化 systematization

　二次妄想は他のなんらかの病的体験から生じるものとして了解可能である。あらゆる妄想を他のなんらかの病的現象の結果として説明しようとした著者もいる。精神分析家は妄想形成における投影の役割を強調しているが，投影は精神病のない人に生じることが多いので，妄想，とくに被害妄想で生じる過度の投影には他のなんらかの説明が必要である。たとえば Sigmund Freud は，被害妄想と誇大妄想を潜在的同性愛の結果として説明しようとした。

　妄想が抑うつ気分と幻覚から二次的に生じうること，また心因反応やストレス反応が妄想を伴う精神病状態を生じることは現在広く受け

入れられている。後者は，たとえば ICD-10（WHO, 1992）における急性多形性精神病性障害や，『精神障害の診断・統計マニュアル第4版』（DSM-IV; 米国精神医学会，1994）におけるストレッサーを伴う短期精神病性障害である。パーソナリティも妄想状態の発生に役割を果たしうる。異常に猜疑的なパーソナリティが困難な事態に反応して被害念慮を強めることもあれば，配偶者の不貞や自身の身体的不健康の妄想を緩徐に発展させることもある。後者の障害は，パーソナリティ障害あるいは異常パーソナリティ特性を背景として生じる妄想性障害と見なすことができる。

特定のパラノイド精神病 paranoid psychosis は敏感パーソナリティの「了解可能な」発展として説明されてきた（Jaspers, 1997）。この文脈において「敏感」という用語が意味しているものは，なんらかの方法で秘密にしてきたと患者自身が思っている，現実の，あるいは患者にはそうと認識されている精神的，社会的，あるいは身体的欠点に関して，患者が過度に敏感であるということである。こうした背景をもとに，患者が欠点であると認識していることに触れるストレスフルな出来事が起こると，それに引き続いて完全にできあがったパラノイド精神病が生じることがあると示唆されている。この障害は，かつては敏感関係妄想 *sensitiver Beziehungswahn* [訳注26] と呼ばれていたものであるが，現在，ICD-10（WHO, 1992）では妄想性障害として分類されている。

統合失調症では，いったん一次妄想体験が生じると，それは通常，ある種の妄想体系へと統合される。こうした妄想の巧緻化は「妄想構築 delusional work」と呼ばれてきた。一部の臨床家の間では，妄想を体系的妄想と非体系的妄想とに分けることがいまなおよく行われる。完全に体系的な妄想では，1つの基盤となる妄想があって，体系の他の部分はこの最初の誤りに基づいて論理的に構築されたものである。しかし，

訳注26）Sensitiver Beziehungswahn：Kretschmer, E., 1918.

体系化の程度は患者によってさまざまであり，また体系化のレベルは時間の経過によって変化することがある。体系化は一般に，より年長の患者や妄想が持続している患者に見られやすい。

(3) 妄想の内容

統合失調症における妄想の内容は，程度の差はあれ，患者の社会的および文化的背景に左右される。よく見られる一般的主題は被害，嫉妬，被愛，誇大，心気，罪業，虚無，貧困がある。特有の妄想症候群については付録Ⅰ（191ページ）で概説する。

①被害妄想 delusion of persecution

被害妄想は一次妄想体験や幻聴，身体幻覚，被影響体験に関連して生じる。被害妄想は多くの形態をとりうる。関係妄想 delusion of reference では，患者は人が自分のことを話している，自分を中傷している，自分を見張っていると思う。患者に自己関係づけの妄想があるのか，それとも自己関係づけ的な幻覚があるのかを確定することが困難な場合もある。関係念慮と関係妄想は統合失調症だけに生じるのではなく，うつ病や他の精神病性疾患でも生じうる。重症うつ病の患者の中には，自分が極めつけの悪人であり，人はそのことを知っているから，自分が人に見張られているのはしごく正当なことだと確信する者もいる。自分が死刑か終身刑になろうとしていると確信するほどに，罪業妄想がひどくなることもある。患者はこうした迫害を受けていると訴えるが，一般にそれが完全に正当な理由のあることだと確信している。だが時に患者は，こうした迫害に正当な理由はないと思い，自分のうつ病は迫害のせいだと考えることがある。妄想のある患者が迫害者と考えている人は，周囲の人（家族，近隣の人，以前の友人など）のこともあれば，患者とはさまざまな程度に関連のある政治的あるいは宗教的集団のこともある。

自分あるいは愛する人が殺されようとしている，あるいは拷問にかけられているという妄想のある患者もいる．後者の場合，その妄想は身体幻覚に基づいていることがある．家族に危害が及んでいるという確信が幻声の内容から導かれていることもあれば，患者は家族の様子が変であり，明らかになんらかの干渉に苦しんでいると主張することもある．こうした症状は患者のなんらかの知覚あるいは気分の変化に関係していることもある．被害妄想のある患者の中には，正当な遺産が略奪あるいは剥奪されようとしていると主張する者もいれば，自分が持っている特別な知識を迫害者が奪おうとしていると主張する者もいる．

毒を盛られている，あるいは感染させられているという妄想は少なくない．病的嫉妬を有する患者の中には，配偶者が自分に毒を盛っていると確信する者もいる．被毒妄想 delusion of poisoning はしばしば説明妄想である．というのも，患者は精神的にも身体的にも変えられた感じがし，このことを説明できる唯一の方法が食物やタバコに毒を盛られたと想定することだからである．幻嗅と幻味に基づいて被毒妄想が生じる場合もある．

被影響妄想 delusions of influence は統合失調症に特徴的である被影響体験の「論理的」結果である[訳注27]．患者はこうした被影響感を催眠術，悪魔憑き，魔術，電波，原子線，テレビなどの結果として説明することがある．

日々の臨床実践では，「パラノイド paranoid」という用語を「被害的 persecutory」の代用として用いることがよく見られる．だが厳密に言えば，「パラノイド」という語の正確な意味は「妄想性 delusional」である．パラノイア paranoia とは「正気を外れた」という意味のギリシャ語であり，19世紀後半に，機能性の精神疾患のうち妄想が最も目立つ症状であるものを指して用いられた．パラノイドはこの語から派生した

訳注27）ここでは，一次的体験である被影響体験 experience of passivity と，それから二次的に生じる被影響妄想 delusion of influence が区別されている．

ものであり，当然その意味は「パラノイア様の like parania」であり，言い換えれば妄想性ということになるのである[訳注28]。

②不貞妄想 delusion of infidelity

「嫉妬妄想」というよく使われる用語は一般に誤称である。というのは，患者は嫉妬を内容とする妄想ではなく，不貞を内容とする妄想を伴う病的嫉妬を有する傾向があるからである（Munro, 1999）。不貞妄想は器質性障害にも機能性障害にも生じることがある。しばしば患者は発病前から猜疑的で，敏感で，軽度に嫉妬深い性格の持ち主である。配偶者不貞妄想は統合失調症患者に少なくなく，さまざまな器質性脳障害でも報告されてきたが，とくに関連しているのはアルコール依存症候群である。不貞妄想は感情病でも見られるが，この場合でも病前の軽度に嫉妬深い態度が病的に誇張されているのかもしれない。

不貞妄想はゆっくりと発展する。猜疑的あるいは自信のない人が配偶者の不貞を次第に確信するようになり，最終的にその念慮が妄想的強度に達するのである。この病態は重症度が時間の経過とともに変動することもあり，障害が著しい時期には，配偶者はひっきりなしに詰問され，夜何時間も寝かせてもらえない。たとえば，嫉妬深い夫はごく一般的なありふれた現象を「不貞の証拠」と解釈することがある。たとえば，目の下がたるんでいるのは別の男と頻繁に性交渉をしているからだと主張したり，妻の下着に染みがないか調べ，どの染みも精液によるものだと主張したりする。こうした行動が配偶者に対する暴力に，さらには殺人へと進展することがある。不貞妄想を別にすれば，こうした患者は統合失調症を示唆する他のいかなる症状をも示さないのが一般的である。

訳注28) Sims（2003）によれば，"paranoid" は "self-referent"（自己関係づけの）という意味であり，"paranoid delusion"（パラノイド妄想）とは「自己関係づけ妄想」である。したがって，"paranoid" は "persecutory"（被害的）から区別されるだけでなく，"delusional"（妄想性）からも区別される。

③被愛妄想 delusion of love

　この病態は「空想上の恋人症候群 fantasy lover syndrome」とか「恋愛妄想（色情狂）erotomania」と呼ばれたこともある。患者はある人物に愛されていると確信しているが，その恋人とされる人物は患者と一度も話したことがないこともある（Kelly, 2005）。何通もの手紙を送ったり，ありとあらゆる余計なお世話をやいたりして相手を困らせてしまう（Kennedyら，2002）。手紙に反応がないと，手紙が途中で盗まれたとか，他人が相手に患者の悪口を言っているなどと主張する。時に，異常パーソナリティ状態にこの種の妄想のみが見いだされることもある。時に統合失調症が空想上の恋人という限定された妄想で始まり，後の経過の中で妄想がより拡散したものとなったり，幻覚が発現してきたりすることもある。

④誇大妄想 grandiose delusion

　誇大妄想における誇大性の程度は，患者によって大きく異なる。自分は神，イングランド女王，有名なロックスターなどであると確信する患者もいれば，それほど誇大的ではなく，自分は技能の優れたスポーツ選手であるとか，大発明家であるなどと確信する患者もいる。誇大妄想は，患者が重要人物であると話してくる幻聴に支えられていることもあれば，たとえば自分の戴冠式や王との結婚といった話を詳細に物語るというような作話に支えられていることもある。誇大妄想はあらゆる形態の幻覚が生じる空想幻覚症 fantastic hallucinosis の一症状のこともある。過去において誇大妄想は「進行麻痺」（神経梅毒）に関連したものであったが，現在では双極性感情障害の躁病に最も関連している。患者は自分が人々を救済する力を持った重要人物である信じていることもあれば，自分の地位が高いことを承認する神と聖人たちの声が聞こえると報告することもある。

⑤心気妄想 delusion of ill health

　心気妄想はうつ病の特徴的症状であるが，統合失調症など他の障害にも見られる。心気妄想は健康に関する懸念を背景として発展することがある。多くの人は健康に不安があるため，抑うつ状態になると，当然，心気妄想あるいは不健康の優格観念を呈してくることがある。こうしたパラダイムは，被害妄想に関して提出されたものに類似している。というのは，他者との関係に関する心配や他者の意図に関する猜疑心を背景にして被害妄想が生じることがあり，こうした人は抑うつ的な時に被害の優格観念ないし妄想を発展させることがあるからである。

　うつ病という状況で心気妄想を呈してくる人は，自分にはがん，結核，後天性免疫不全症候群（AIDS），脳腫瘍などの重大な疾患があると確信することがある。うつ病性の心気妄想は患者の配偶者や子どもに及ぶことがある。たとえば，抑うつ的な母親が子どもに病気を感染させた，あるいは自分は狂っており，子どもは不治の精神障害を受け継いでいると確信することがある。このことから母親は，子どもを悲惨さから解き放つという誤った信念の下，子どもに危害を加える，あるいは殺してしまうことさえある。多くの抑うつ的な産褥期の女性は，新生児になんらかの学習能力障害（精神遅滞）があるのではないかと恐れたり確信したりする。

　心気妄想は，一次的あるいは二次的に不治の精神病にかかったという妄想 delusion of incurable insanity の形態をとることがある。きわめて多くのうつ病患者は，自分はもはや治らないほどに狂ってしまったという確信を発展させることがある。そのため，こうした患者は症状をできるだけ軽く報告し，精神科病院への入院を勧められても，一生を施設で過ごすことになると確信して入院を拒否する。

　統合失調症における心気妄想は，抑うつ気分，身体幻覚，ないし主観的に変化した感じから生じてくる。初期段階では，こうした心気妄想は通常，抑うつに起因し，心理的あるいは身体的症状に対する間

違った説明として発展してくることがある。慢性の統合失調症患者では，心気妄想は通常，身体幻覚の結果である。また，慢性の心気症 hypochondriasis はパーソナリティ発展に関連している可能性がある。自信欠乏性の人は不健康の優格観念を生じ，それはゆっくりと強度を増して，ついには妄想の域へと発展することがある。こうした妄想は手術後や薬物治療の副作用が生じたのちにはじめて明らかになることがある。

　心気妄想にやや類似したものに，顔や身体の外形に関する妄想性のとらわれ delusional preoccupation がある。これは鼻が大きすぎる，顔が歪んでいる，あるいはニキビで醜くなっているなどと思い込むものである。時に，不健康あるいは身体の外形に関するこうしたとらわれがやや強迫的な性質を帯びてくることがあり，すると，心穏やかに反省的になっている時にはそれが馬鹿げているとわかるのであるにもかかわらず，そうであると思い込んだ病気や外形の変化のことを考えるのが止められなくなってくる。また他の例では，確信は妄想的強度を持ち，患者はその確信が真に根拠のないものであることを決して認めることができない。現代の分類体系はこうした患者の一部を妄想性障害のカテゴリーの中に分類する傾向があり，妄想性醜形恐怖 delusional dysmorphobia は妄想性障害に含まれている（WHO, 1992）。

⑥罪業妄想 delusions of guilt
　うつ病の軽症例では，患者はいくぶん自責的で自己批判的である。重症うつ病になると，自責は罪業妄想という形態をとることもあり，患者は自分が悪人であり，家族を崩壊させたと確信している。自分は許されない罪を犯したので地獄で朽ち果てると言い張ることもある。きわめて重症のうつ病では，罪業妄想は誇大的な性質を帯びてくるようにさえ思われ，患者は自分が世界一の悪人，過去最悪の罪人であり，いつまでも死ぬことができずに永遠に罰せられると主張することがある。こうした

途方もない罪業妄想はしばしば虚無妄想と関連している。加えて，罪業妄想が被害妄想を生じることもある。

⑦虚無妄想 nihilistic delusion

虚無妄想ないし否定妄想 delusion of negation が生じると，患者は自分の身体，心，愛する人，周りの世界の存在を否定する。患者は自分には心がない，知能がない，身体全体あるいは身体の一部が存在しないと主張する。自分の人間としての存在を否定することもあれば，自分は死んでいる，世界は止まった，皆死んでいると確信することもある。この妄想は重症の激越うつ病で生じる傾向があるが，統合失調症，せん妄状態でも生じる。時に虚無妄想は巨大妄想 delusions of enormity を伴うことがあり，その場合，患者はなんらかの行為によって大惨事を引き起こすことができると確信している（たとえば，世界を浸水させてしまうという理由から，排尿することを拒絶する）。

⑧貧困妄想 delusions of poverty

貧困妄想のある患者は，自分は貧乏であると思い込み，自分と家族は困窮していると確信している。この妄想はうつ病に典型的であるが，過去数十年の間に確実に少なくなっているようである。

(4) 妄想の現実性 reality of delusions

妄想のある人がすべてその妄想的確信に基づいて行動するわけではない。通常，妄想性疾患が慢性化すると，妄想と患者の行動との間に乖離が生じる。たとえば，自分は神だと確信している誇大妄想患者が精神科病院に自発的入院を続けていることに甘んじていることもあれば，毒を盛られていると確信している被害妄想患者が病院食を喜んで食べていることもある。

うつ病性の罪業妄想と心気妄想は，精神運動性制止が見られない場合

には行為を引き起こすことがある。心気妄想は自殺を引き起こすことがあるが，妄想が家族に及んでいる場合には殺人を引き起こすこともある。重度の罪業妄想を伴ううつ病患者は警察に自首しようとすることがある。不貞妄想はとくに危険であり，暴力や殺人を引き起こすことがある（Munro, 1999）。同様の行為が，主だった精神疾患のない人にも生じる妄想様観念や優格観念に基づいて起こされることもありうる。

(5) 妄想の基盤にある病理

妄想の基盤にある病理の正確な形状を解明しようとする最近の試みは，(a) 妄想的確信の認知的基盤のモデルを開発することや，(b) 妄想を発現させ維持することに関与する脳領域ないし脳過程を同定するための新しい神経画像の技法を用いることに焦点を当てている。

認知的観点からは，たとえば Huq ら（1998）は，妄想のある人のほうが，精神疾患があるが妄想のない人よりも，より乏しい証拠に基づいて推測する傾向があることを示した。これに関連した研究の中で，Garety ら（1991）は妄想のある人のほうが妄想のない人よりも急速に気が変わる傾向があることを見いだした。Bentall（1990）は確信の発現と維持に関わる知覚過程と認知過程に関する有用な発見的モデルを考案し，妄想の発現と維持の問題に取り組むためにこのモデルを拡張した（概要については Bentall, 2003 を参照）。Gilleen と David（2005）は，推論バイアス，注意および属性バイアス，情動および心の理論の重要性に焦点を当てた，妄想の認知的神経精神医学の有益な総説を記している。加えて，彼らは将来これらの分野をより深く探求するうえで機能的神経画像技法が果たす役割を指摘している。

神経画像の観点からは，さまざまな研究が妄想のタイプと脳の構造や機能のさまざまな面との関連を示唆している。たとえば，帯状回の活性化の異常と被害妄想との関連（Blackwood ら，2000），嗅内皮質の病理と陽性症状，とくに妄想との関連（Prasad ら，2004）などであ

る。Blackwoodら（2000）は，限定された脳領域内の変則的な連絡あるいは活性が妄想の形成に関連していることを示唆しているが，一方，Szeszkoら（1999）は，妄想の成因に神経発達的な側面がある可能性を指摘している。認知的アプローチと神経画像によるアプローチを統合したさらなる研究が，妄想の基盤にあるさまざまな病理にいっそう大きな光を当てることが期待される。

d. 思考形式の障害

「形式的思考障害 formal thought disorder」という用語は，統合失調症と器質性脳障害に見られることが最も多い概念的思考ないし抽象的思考の障害と同意語である。統合失調症では，思考形式の障害が認知の障害と併存していることがあり（Sharma & Antonova, 2003），特定の例では思考障害のこれらの形態が区別困難となることがある。Bleuler（1911）は統合失調症を観念間の連合の障害と考え，その特徴は圧縮 condensation, 置換 displacement, 象徴の誤用 misuse of symbols という過程であるとした。圧縮とはなんらかの共通点のある2つの観念が混合されて1つの誤った概念になることであり，置換とはある観念が関連した別の観念の代わりに用いられることである。象徴の誤用とは象徴的意味の代わりに象徴の具体的側面を用いることである（「具体的思考 concrete thinking」）。

統合失調症における形式的思考障害に関する他のほとんどの記述は，同じ現象を別の心理学的概念によって記述したものである。たとえば，Cameron（1994）は「無連続症 asyndesis」という用語を用いて，連続する観念間の適切な連結の欠如を記述した。彼は，統合失調症の患者は目前の問題に集中するのがとくに困難であり，より正確な表現の代わりに不正確な表現（「換喩 metonyms」）を用い，会話の中に過剰な個人的語法と空想的題材が入り込むことがあると指摘した。Cameron はとくに「過包含 over-inclusion」を強調したが，これは思考の働きの範囲を

限定し，目前の課題に関係する統制された態度と特定の反応を行為へと移すことができないことを指したものである。Goldstein（1944）は統合失調症患者における抽象的態度の喪失を強調したが，これは患者が語彙を喪失していないのにもかかわらず，患者を思考の「具体的」方式へと導くのである（たとえば器質性脳障害の患者とは異なって）。

Schneider, C.（1930）は形式的思考障害の特徴として脱線，置換，脱落，融合および混合の5つが同定可能であると主張した。脱線 derailment とは思考が副次的思考へと滑っていくことであり，置換 substitution とは主要な思考が副次的思考に置き換えられることである。脱落 omission とは思考の全体あるいは一部が意味もなく脱落することである。融合 fusion とは思考の異質な諸要素が絡み合うことであり，混合 drivelling とは1つの複合的な思考の構成部分がまとまりなく混ざり合うことである。臨床の実際においては，これらの障害を区別することは困難かもしれない。

Schneider, C.（1930）は健常な思考には次の3つの特徴があると示唆した。

- **恒常性**：いったん完成された思考は，他の意識的に取り出された思考に取って代わられない限り，あるいは取って代わられるまで，内容が変化しない。
- **まとまり**：思考の内容は意識の中では互いに関連し合うが混ざり合うことはなく，まとまった方法で分離されている。
- **連続性**：意味連続体の連続性が存在するため，いかに異質な副次的思考，着想，観察が現れてこようとも，それらは意識内容の全体の中では順序正しく配列される。

Schneider, C. は，統合失調症患者が訴える思考障害には，正常の，すなわち障害されていない思考が有するこれら3つの特徴に対応する次の3つの障害があると主張した。それらは思考の独特な一時性，思考の正常なまとまりの欠如，および散漫思考である。これらに対応する，次

に挙げる3種の客観的な思考障害がある。

(1) 一時的思考 transitory thinking

一時的思考の特徴は脱線，置換，脱落である。脱落が散漫思考から区別されるのは，散漫思考では連続性が緩くなっているが，脱落では意図自体が中断され断裂が生じていることによる。一時的思考では文法構造と統語構造がともに障害されている。

(2) 混合思考 drivelling thinking

混合思考では，患者は複雑な思考の予備的概要を必要な細部もすべて含めて把握しているが，その予備的なまとまりを失うため，すべての構成部分がごたまぜになる。混合思考のある患者は自分の思考に対する批判的態度はあるが，思考がまとまっておらず，思考間の内的で本質的な関係が不鮮明になり意味が変わってしまう。

(3) 散漫思考 desultory thinking

散漫思考では会話は文法的に正確だが，時に着想が割り込んでくる。こうした着想はいずれも，時に適って用いられればまったく適切であると思われる，単純な考えである。

e. 会話の障害

会話の障害は広範な精神医学的および神経学的障害で見られる。会話の障害には吃音，緘黙，的はずし応答，言語新作，統合失調言語症，および失語がある。

(1) 吃音 stammering and stuttering

吃音では会話の正常な流れが休止や単語の断片の反復によって中断される。しかめ顔と身体のチック様運動がしばしば随伴する。吃音は通常

4歳頃に始まり，女児より男児に多く見られる。時間が経つにつれて改善することが多く（WHO, 1992），患者がなんらかの理由によって不安になっている時にのみ気づかれるようになってくる。吃音は時に成人しても持続し，重大な社会的能力障害となることがある。時として，吃音は重度の思春期危機や，急性の統合失調症の発症時に生じる。これはおそらく，それまではうまく克服されていた小児期の吃音が重度の不安によって明るみに出された結果である。

(2) 無言もしくは緘黙 mutism

これは会話の完全な喪失であり，さまざまな情動的あるいは精神医学的障害のある小児に，またヒステリー，うつ病，統合失調症，器質性脳障害のある成人に生じることがある。小児では特定の人と話すことを拒否する選択性緘黙 elective mutism が生じることがある。そうした子どもはたとえば学校では言葉を発しないが自宅では会話をする。話すのを拒否することが家族の不和に対処するための技法として認められている家庭もある。時として，家族成員の一部が同じ屋根の下に住みながらも何年も口をきいていないという家族が存在する。

ヒステリー性緘黙はかなり稀であり，最も多いヒステリー性の会話障害は失声 aphonia である。精神運動性制止を伴う重症うつ病で無言が見られることがあるが，より多いのは会話の貧困であり，患者は質問に対してゆっくりとした，そしてつらそうな話し方で答える。無言は緊張病性昏迷ではほぼ必発であるが，非昏迷性の緊張病患者にも衒奇症状として生じることがある。たとえば，ある緊張病患者は1935年に「私の言葉は貴重すぎて話せない」と言ったきり一言も話さなかった。20年後の診察時にも彼女はなお無言であったが，要求を身振りで知らせ，時には紙と鉛筆を渡されると質問に対する答えを書くことがあった。

重度の運動失語では言葉の使用がきわめて限定されているが，1つあるいは2つ以上の常同言語を用いたり，情動的ストレス下では間投詞を

用いることがあるので，完全な無言が生じているわけではない。純粋語唖では患者は無言であるが，読んだり書いたりしようとするし，またそれらができるのである。無動無言症 akinetic mutism は中脳上部あるいは間脳後部の病変と関連したものである（Lishman, 1998）が，無言であり，意識水準の低下と前向性健忘はあるが，患者は周囲に気づいているように見える。

　(3) 的はずし応答 talking past the point（*Vorbeireden*^{訳注29)}）

　この障害では，質問に対する患者の応答の内容からは，患者が何を問われたかは理解しているが，関連した別の話で応答したことがわかる。たとえば，「草は何色か」と問われて「白」と答え，次いで「雪は何色か」と問われて「緑」と答える。ある患者は，第一次世界大戦が始まった年を問われると自分が生まれた年を答え，生まれた年を問われると「1914年」と答えた。的はずし応答は，なんらかの利得のために精神症状が「無意識のうちに」提示されるという，ヒステリー性仮性認知症 hysterical pseudodementia（現在は解離性ないし転換性障害に分類されている）で生じる。「的はずし（近似的）応答 approximate answers」はガンゼル症候群 Ganser's syndrome の1症状のことがあるが，この症候群は心因性の病因を示す状況で生じる傾向がある，いま1つの解離性ないし転換性障害である（WHO, 1992）。

　的はずし応答は急性の統合失調症でも見られ，ことに青年期の統合失調症で見られる。そうした青年期患者はこの現象をおもしろがって，それに対してふざけた態度をとることがあるが[訳注30)]，これは破瓜型統合失調症を指し示している。これは「仮性認知症 pseudodementia」としても知られている。緊張病状態の患者も，ことに入院期間といったような，患者にとってつらい個人的質問をされた時に的はずし応答をするこ

訳注29) Vorbeireden：vorbei=past, reden=talk.
訳注30) ふざけ症 *Witzelsucht*，モリア moria.

とがある。

(4) 言語新作 neologisms

　言語新作とは，患者によって作り出された新しい言葉のこともあれば，新しい使い方をされた通常の言葉であることもある。「言語新作 neologisms」という用語は，通常は統合失調症患者による新しい言葉の形成に対して用いられる。失語患者，とくに運動失語の患者の中には，誤った語を用いる，新しい語を作り出す，あるいは語の音声構造を変形する者もいて，それらの言葉は表面的には言語新作に似ているが，通常「錯語 paraphasia」と呼ばれている。統合失調症患者が新語を生み出す時，それはまったく新しくて由来が理解できないもののこともあれば，別の語を変形したものや，単語形成の容認された規則の誤用によって不正確に作り出されたもののこともある。

　緊張病患者に見られる言語新作はそれ自体が衒奇症あるいは常同症であるかもしれない。患者は身体の動きを歪めるように言葉の発音を歪めるのである。正しい言葉の代わりに貯蔵語 stock word を用いる患者もいる。たとえば，「車」という語を用いて飛行機を「飛行車」，ボートを「海車」と呼ぶことがある。また別の例では，言語新作は重度の陽性の形式的思考障害の結果であると思われ，複数の概念が混ぜ合わされるのと同じやり方で複数の語が融合される。あるいはまた，言語新作は脱線の明白な結果としてもありうる。たとえば，患者は「relationship（関係）」という語の代わりに「relativity（相対性）」という語を用いた。また別の例では，言語新作は正常領域を完全に逸脱した体験を正確に言い表す言葉を見つけようとする試みであるように思われる。患者は通常の言葉では表現しえない患者だけの体験を言い表す術語を作り上げようとしているのであるから，これは術語新作 technical neologism と呼ぶことが可能である。また別の患者では，幻声が言語新作の形成に大きな役割を果たしているように思われる。「声」が言語新作を用い，その結

果患者もそれを用いるのである。時に患者は,「声」をなだめる,あるいは「声」から自分を守るために,新語を用いることを余儀なくされていると感じることがある。

言葉の滑稽な誤用 malapropism^{訳注31)} とは人目を引くほどに誤って用いられる言葉であり,一部の人では言語新作と間違われることがあるが,それ自体に特別の精神医学的意義はない。

(5) 会話錯乱 speech confusion, 統合失調言語症 schizophasia

統合失調症患者の中には,重度に混乱した会話しかできないにもかかわらず,言葉を使わない仕事であれば責任を伴うものでも行える者がいる。統合失調言語症は表面的には失語症に似ているが,後者では会話の障害が知能の欠陥よりもはるかに著しい。思考と会話との間に乖離があるように思われるにもかかわらず,統合失調言語症は一般に思考障害の1形態と考えられている。統合失調言語症は「会話錯乱」,「言葉のサラダ」とも呼ばれている。

近年,統合失調症における会話の障害が研究面でかなり注目されており,統合失調症患者の会話は上述した古典的現象の多くのもの(たとえば,統合失調言語症)を示しているだけではなく,全体として,対照群の会話よりも統語的に複雑さが少ないという証拠が見いだされている(Thomas ら,1996)。こうした言語的遂行能力の不良は施設症の影響よりも,むしろ疾患過程にいっそう関連しているように思われるが(Thomas ら,1990),この分野がさらなる研究に値することは確かである。

(6) 失語 aphasia

失語 aphasia ないし不全失語 dysphasia は脳の特定の領域の機能が干

訳注31) Malapropism:英国の劇作家 Sheridan による喜劇『The Rivals』(1775)の登場人物 Malaprop 夫人が,言葉の滑稽な誤用で有名であったことによる。

渉されることに起因する会話の障害である。ここで失語について簡略に論じるのは，主要な精神医学的障害（統合失調症など）に伴う会話の障害と，失語のような器質的原因（脳腫瘍や脳内のさまざまな病変など）がある可能性が高い会話の障害を比較するためである。失語の器質的および臨床的側面をより詳細に知りたい方は Lishman（1998）を参照されたい。臨床実践においては，失語は以下の3群に分類される傾向がある。

①受容失語 receptive aphasia
「純粋語聾 pure word deafness」，「失認性失読 agnosic alexia」，「視覚性失象徴 visual asymbolia」の3つのタイプの失語が受容型と見なしうる。純粋語聾では言葉は聞こえるが，それを理解できない。これは一般に優位半球側頭葉の病変による。失認性失読では言葉は見えるが，それを読むことができない。これは一般に左側視覚皮質と脳梁の病変による。

視覚性失象徴ないし皮質性視覚失語では視覚性語図式の解体があり，そのために言葉が認識されず，運動性語図式が活性化されえない。これは一般に角回と縁上回を含む病変による。患者は書字も読字も困難である。そうした病変は広範で近傍の構造を侵すことがあるため，この種の失語は数学的象徴を使用できないこと（失算 acalculia），空間性失見当識，視覚失認，名辞失語，右同名半盲といった他の神経学的障害を伴うことが多い。視覚性失象徴の患者は語や文を理解できることは多いが，それを音読できなかったり，音読しても不正確になったりする。失認性失読の患者と異なって，写字はある程度はできるが，自発的な書字は困難である。

失認 agnosia は受容型失語と関連している。この障害では，患者はある感覚様態で感覚を体験しても，対象を認識できない。たとえば，視覚失認の患者は見ることはできるが，その見えたものを認識することがで

きない。しかしながら対象に触ると，それを認識できるのである。失認の患者は対象を叙述することも使用することもできず，その結果失語と失行の両方が存在することになる。本書の中で失認についてこれ以上詳しく論ずることはできないが（Lishman, 1998 を参照），こうした病態のみが生じた場合，解離性ないし転換性障害と見誤られる危険性があることに注意を促しておきたい。

②中間失語 intermediate aphasia

名辞（健忘）失語 nominal（amnesic）aphasia では，患者は使える語は数多く持っているのにもかかわらず，対象の名前を言うことができない。通常，患者は口頭や筆記による指示を実行することが困難であり，自発的な書字ができないが，概して写字は可能である。正しい語を見つけることが困難なことは他の種類の失語でも生じるが，名辞失語ではそれが顕著である。名辞失語はびまん性の脳障害や，たとえば優位半球の側頭頭頂葉領域を含む局所性の病変で見いだされることがある。

中枢（伝導）失語 central（conduction）aphasia では，患者は会話と筆記の障害を伴う言語機能の重大な障害を体験する。会話は文法と統語が誤っており，錯語が存在する。会話の受容面と表出面が共に障害されることがある。この障害は「統語失語 syntactical aphasia」とも呼ばれ，多くのさまざまな病変によって生じる（Lishman, 1998）。

③表出失語 expressive aphasia

表出失語の主要なタイプは皮質性運動失語 cortical motor aphasia であり，これはブローカ失語 Broca's aphasia，言語性失語，あるいは表出失語とも呼ばれている。これは通常，第 3 前頭回の後 2/3 の部分にあるブローカ野の病変によって生じるが，第 1 側頭回の言語中枢から前方へと走る連合線維を侵す病変によっても生じうる。この失語では患者は考えを言葉にすることが困難であり，重症例では発語は間投詞と数個の

単語に限られることがある。患者はたった1つの語，1つの錯語性の単語，1つの語句，あるいは「はい」と「いいえ」の一方ないし両方しか用いないことがある。1つの語句が用いられる場合，しばしばそれは病変が生じた時に患者の心の中にあったものである。しばしばこの「反復発語」ないし言語常同症は，異なる意味を生み出すために異なる抑揚で発せられる。

障害がこれほど重度でない場合，患者は言われたことを理解し，自分が何を言いたいかがわかってはいるが，適切な語を見つけることができない。単語はしばしば誤って発音され，数音節の単語は短縮される傾向がある。概して，患者は自分が間違っていることがわかっており，間違いを訂正しようとする。しばしば単語が省略されるが，文の構成は単語の使用ほど障害されていない。冠詞と短い単語が省略されるため，「電文体 telegram style」の会話が生じる。連続した応答が障害されることは少ないので，数を数えること，アルファベットを暗唱すること，曜日を列挙することは可能なことがある。会話の表出面での性質が障害されるため，抑揚と強勢が異様になり，会話は大げさで奇妙に聞こえる。通常，情動的ストレス下では罵ったり，数語の言葉を発したりすることができる。

純粋語唖 pure word dumbness では，自発発語，単語の復唱，音読は不能であるが，自発書字，写字，書き取りは可能である。この障害はおそらく島領域の下にある病変によって生じる（Lishman, 1998）。

■文　献

American Psychiatric Association (1994) *Diagnostic and Statistical Manual of Mental Disorders* (4th edn) (DSM-IV). Washington, DC: APA.
Ardila, A. (1999) A neuropsychological approach to intelligence. *Neuropsychology Review*, **9**, 117-136

Bentall, R. P. (ed.) (1990) *Reconstructing Schizophrenia*. London: Routledge.
Bentall, R. P. (2003) *Madness Explained: Psychosis and Human Nature*. London: Allen Lane.
Blackwood, N. J., Howard, R. J., Ffytche, D. H., et al (2000) Imaging attentional and attributional bias: an fMRI approach to the paranoid delusion. *Psychological Medicine*, 30, 873–883.
Blackwood, N. J., Bentall, R. P., Ffytche, D. H., et al (2004) Persecutory delusions and the determination of self-relevance: an fMRI investigation. *Psychological Medicine*, 34, 591–596.
Bleuler, E. (1911) *Dementia Praecox or the Group of Schizophrenias*. Reprinted 1950 (trans. & ed. J. Zinkin). New York: International University Press.
Cameron, N. (1944) Experimental analysis of schizophrenic thinking. In *Language and Thought in Schizophrenia* (ed. J. Kasanin). Berkeley, CA: University of California Press.
Dowling, F. G., Pato, M. T., & Pato, C. N. (1995) Comorbidity of obsessive–compulsive and psychotic symptoms: a review. *Harvard Review of Psychiatry*, 3, 75–83.
Eisen, J. L. & Rasmussen, S. A. (1993) Obsessive–compulsive disorder with psychotic features. *Journal of Clinical Psychiatry*, 54, 373–379.
Garety, P. A, Hemsley, D. R., & Wessely, S. (1991) Reasoning in deluded schizophrenia and paranoid patients. *Journal of Nervous and Mental Disease*, 179, 194–201.
Gilleen, J. & David, A. S. (2005) The cognitive neuropsychiatry of delusions: from psychopathology to neuropsychology and back again. *Psychological Medicine*, 35, 5–12.
Goldstein, K. (1944) Methodological approach to the study of schizophrenic thought disorder. In *Language and Thought in Schizophrenia* (ed. J. Kasanin). Berkeley, CA: University of California Press.
Hamilton, M. (1974) *Fish's Clinical Psychopathology*. Bristol: Wright.
Huq, S. F., Garety, P. A., & Hemsley, D. R. (1988) Probabilistic judgements in deluded and nondeluded subjects. *Quarterly Journal of Experimental Psychology*, 40A: 801–812.
Jaspers, K. (1997) *General Psychopathology* (trans. J. Hoenig & M. W. Hamilton). Baltimore: Johns Hopkins University Press.
Kaplan, H. I. & Saddock, B. J. (1996) *Concise Textbook of Clinical Psychiatry* (7th edn). Baltimore,: Williams & Wilkins.
Kelly, B. D. (2005) Erotomania – epidemiology and management. *CNS Drugs*, 19, 657–669.
Kennedy, N., McDonagh, M., Kelly, B., et al (2002) Erotomania revisited: clinical course and treatment. *Comprehensive Psychiatry*, 43, 1–6.
Kozak, M. J. & Foa, E. B. (1994) Obsessions, overvalued ideas, and delusions in obsessive-compulsive disorder. *Behaviour Research and Therapy*, 32, 343–353.
Kuperberg, G. & Heckers, S. (2000) Schizophrenia and cognitive function. *Current Opinion in Neurobiology*, 10, 205–210.
Lishman, W. A. (1998) *Organic Psychiatry: The Psychological Consequences of Cerebral Disorder* (3rd edn). Oxford: Blackwell Science.
McKenna, P. J. (1984) Disorders with overvalued ideas. *British Journal of Psychiatry*, 145, 579–585.
McKenna, P. J., Tamlyn, D., Lund, C. E., et al (1990) Amnesic syndrome in schizophrenia. *Psychological Medicine*, 20, 967–972.
McPherson, F. M. (1996) Psychology in relation to psychiatry. In *Companion to Psychiatric Studies* (5th edn) (eds. R. E. Kendell & A. K. Zealley). Edinburgh: Churchill Livingstone.
Mullins, S. & Spence, S. A. (2003) Re-examining thought insertion: semi-structured literature review and conceptual analysis. *British Journal of Psychiatry*, 182, 293–298.

Munro, A. (1999) *Delusional Disorder: Paranoia and Related Illnesses*. Cambridge: Cambridge University Press.

Pawar, A. V. & Spence, S. A. (2003) Defining thought broadcast: semi-structured literature review. *British Journal of Psychiatry*, **183**, 287–291.

Prasad, K. M., Patel, A. R., Muddasani, S., et al (2004) The entorhinal cortex in first-episode psychotic disorders: a structural magnetic resonance imaging study. *American Journal of Psychiatry*, **161**, 1612–1619.

Schneider, C. (1930) [*Psychologie der Schizopheren*] (Psychology of Schizophrenics). Leipzig: Thieme.

Schneider, K. (1959) *Clinical Psychopathology* (trans. M. Hamilton) New York: Grune & Stratton.

Sharma, T. & Antonova, L. (2003) Cognitive function in schizophrenia. Deficits, functional consequences, and future treatment. *Psychiatric Clinics of North America*, **26**, 25–40.

Sims, A. (1995) *Symptoms in the Mind: An Introduction to Descriptive Psychopathology* (2nd edn). London: Saunders.

Szeszko, P. R., Bilder, R. M., Lencz, T., et al (1999) Investigation of frontal lobe subregions in first-episode schizophrenia. *Psychiatry Research*, **90**, 1–15.

Thomas, P., King, K., Fraser, W. I., et al (1990) Linguistic performance in schizophrenia: a comparison of acute and chronic patients. *British Journal of Psychiatry*, **156**, 204–210.

Thomas, P., Kearney, G., Napier, E., et al (1996) Speech and language in first onset psychosis differences between people with schizophrenia, mania, and controls. *British Journal of Psychiatry*, **168**, 337–343.

World Health Organization (1992) *The ICD-10 Classification of Mental and Behavioural Disorders: Clinical descriptions and diagnostic guidelines* (10th edn). Geneva: WHO.

第4章

記憶の障害

　記憶には感覚記憶，短期記憶，長期記憶という3つのタイプがある。記憶とは，無関係の題材から関係のある題材を同定するのを補助するための，さまざまな大きさの穴を有する篩にたとえることができる。第1のものは感覚記憶 sensory memory と呼ばれ，各々の感覚に即して記銘され，その目的は短期記憶と長期記憶にすでに貯蔵されている題材との比較を可能にするよう，入ってくる刺激の迅速な処理を促進することである。降りかかってくる刺激は数多くあるので，選択的注意が関係のある題材を感覚記憶から短期記憶に移し，さらなる処理と貯蔵を行うことを可能にする。その結果，ほとんどの感覚記憶は数秒以内に消失する。短期記憶 short-term memory は作業記憶（ワーキングメモリ）working memory とも呼ばれ，感覚記憶にとって利用可能な数秒間よりもはるかに長く記憶を貯蔵することができる。短期記憶は自分の環界をいつもいつも最新のものにすることを助ける。たとえば，あなたは人が犬を散歩させているのを見，その数秒後に犬が吠えるのを聞いても，驚きはしないであろう。なぜなら，短期（作業）記憶で処理され符号化された感覚（視覚）記憶から，可能性のある，その音の発生源を同定するであろうから。

　記憶が短期記憶でリハーサルされると，その記憶は長期記憶 long-term memory の中に符号化される。符号化 encoding とは無制限の記憶

貯蔵庫と考えられているものの中に情報を収納する過程である。この過程は特定の刺激に対しても，全般的な記憶に対しても生じうる。たとえば，テニスコートつきで 2 台のスポーツカーが前に停まっている，黄色に塗装された大きな 2 階建ての家を通り過ぎたとすると，このことは正確に想起されるかもしれないし（視覚的符号化 visual encoding），あるいは裕福な所有者の大きな邸宅として，より一般的に想起されるかもしれない（意味的符号化 semantic encoding）。

題材を長期記憶に貯蔵することにより，過去の出来事を想起したり，教育過程を通じて学んだ情報を使用したりすることが可能となる。長期記憶は，アルツハイマー病などの脳組織障害に対して敏感な短期記憶とは異なり，攻撃に対するレジリエンスがある。

自伝的記憶 autobiographical memory とは自分に関係した出来事や問題に関する記憶のことである。こうした記憶はたとえば自分が結婚しているか否かといった特定の事実に関するものや，たとえば結婚式の日といった特定の体験に関するものである。それは出来事の全般的想起，出来事の解釈，およびいくつかの特定の細部の想起によって特徴づけられる。フラッシュバルブ記憶 flashbulb memory とは，たとえば 9・11 テロ爆撃のような情動を喚起する出来事を思い出すという，自伝的記憶の特殊なタイプである。それらはリハーサルにより正確に再生されているように思えても，その正確さは保証のかぎりではない。

自伝的記憶は一般に，正確さを犠牲にしてもその出来事が持つ，その人にとっての意味合いと解釈を表していることがあるため，必ずしも録画の再生のようなものではない。自伝的記憶は思い出すという能動的体験と関連している。

ほとんどの記憶検査は，その人の生活史あるいは以前施行された検査からの，先行した出来事の再生を評価する。こうした検査の一般的な臨床例は 5 分再生である。これは，患者に朝食に何を食べたか問う，あるいは過去の人生の細部に関して質問するものである。こうした質問に答

える中で，その人は自分がいま思い出していると意識する。これは外示記憶 explicit memory，陳述記憶 declarative memory，あるいは関係記憶 relational memory と呼ばれ，2つのタイプからなる。1つは，たとえば今朝買い物に出かけたというエピソード記憶 episodic memory，すなわち特定の出来事に関する記憶であり，もう1つは，「チャドの首都はどこか」といった意味記憶 semantic memory，すなわち抽象的事実に関する記憶である。自伝的記憶はエピソード記憶の1タイプである。

しかし，タイプを打つこと，泳ぐこと，パンを切ることといった課題の遂行は以前に学んだことを表現することでもあるが，特定の技能に取りかかるにあたって記憶が探索されているという能動的意識はない。このタイプの記憶は内示記憶 implicit memory，手続き記憶 procedural memory，あるいは技能記憶 skill memory と呼ばれている。

海馬損傷の患者の研究によれば，陳述記憶と手続き記憶は脳の異なった部位を使用しており，各々が独立して機能しうることが示唆されている。海馬は外示（陳述）記憶が貯蔵される部位と考えられており，一方で内示（手続き）記憶は辺縁系，扁桃体および小脳に存在すると考えられる。たとえば，海馬損傷のある患者がある課題について繰り返し訓練されると，技能は改善するが，訓練されたことは想起されない。ということは，手続き記憶は機能しているが，陳述記憶は損傷を受けているのである。

想い出すという過程には記銘，保持，検索，想起という4つの部分がある。われわれは以下，記憶の障害を健忘（記憶の喪失）と記憶錯誤（記憶の歪曲）に分けて論じることにする。

健忘 amnesia

健忘とは，過去の体験および出来事の想起が部分的あるいは全体的にできないことと定義され，その原因は器質性あるいは心因性である。

想起不能は通常の記憶の減衰のために生じることもあり，リハーサルされないとその記憶は薄らいでいき，想い出せなくなる。多くの人は，記憶が映画撮影機のように記録されたとおりに題材を再生するものであって，過去に起こった出来事と完全に一致したものを表していると誤って思い込んでいる。このことは，とくに法廷で過去の出来事について証言する際に大きな影響を及ぼし，一部の民事および刑事事件に時効が適用される理由の1つとなっている。正常な記憶不全のさらなる原因に，関連する題材からの干渉がある。順向干渉 proactive interference では，古い記憶が新しい学習事項に干渉し，よって想起に干渉する。一方，逆向干渉 retroactive interference では，新しい記憶が古い題材の想起に干渉する。順向干渉は，今年スペイン語を学ぶと来年ドイツ語を学ぶことがなにゆえに難しくなるのかを説明し，一方逆向干渉は，今年スペイン語を学ぶと昨年学んだドイツ語を想起することがなにゆえに難しくなるのかを説明している。

1. 心因性健忘 psychogenic amnesia

　解離性健忘 dissociative amnesia ないしヒステリー性健忘 hysterical amnesia は極度の心的外傷の期間中に生じる突然の健忘であり，数時間から数日間も続きうる。この健忘は名前，住所，経歴といった個人的同一性と，個人的出来事に関するものであるが，複雑な行動を遂行する能力は保たれている[訳注32]。著しい記憶障害とパーソナリティおよび社会的技能が保たれていることとの間には大きな乖離があるが，後者のゆえにその人はその社会的背景と教育に見合った行動をとることができるのである。解離は，別の町や国へと旅をし，しばしば徘徊し道に迷っているところを発見されるという遁走ないし徘徊状態を伴うことがある。重大犯罪の容疑者に生じる解離性健忘が記述されているが，こうした状況

訳注32）わが国では「全生活史健忘」として知られている。

では詐病からの区別が困難である。解離性健忘は頭部外傷の既往歴のある人々により多く見られると考えられている。

特定の外傷的出来事に対する，より限定された健忘はカタチーム健忘 katathymic amnesia[訳注33] あるいは動機のある忘却 motivated forgetting と呼ばれ，これらの用語はしばしば解離性健忘と同じ意味で用いられる。カタチーム健忘とは特定のつらい記憶を想起できないことであり，抑圧 repression という防衛機制のために生じると考えられている（1895年に Freud, Breuer らによって記述された；Freud ら，1895）（抑圧の定義については第2章を参照）。しかし，この抑圧が忘れようとする意識的な動機づけによって生じるもの，すなわち抑制 suppression であるのか，あるいは無意識的なもの，すなわち一次的な抑圧であるのかは不明である。カタチーム健忘は解離（性健忘）よりも持続性かつ限局性であり，個人的同一性の喪失はない。この状態では，なんらかのきっかけや精神療法的介入によって記憶が意識にとって利用可能なものになること，もっともそれ自体議論が分かれる見解であるが，それがない限り，外傷的出来事は想起されない。この健忘は何年間も続くと考えられており，回復記憶症候群 recovered memory syndrome（Bass, Davis, 1988）の根拠となると言われている。もっともこの見解は，その存在に異議を唱え（Loftus, 1993），虚偽記憶症候群 false memory syndrome（以降の記憶錯誤を参照）と呼ぶほうがよいと主張する人に反対されている。心的外傷による健忘の詳細な概説に Brewin と Andrew（1998）によるものがある。

2. 器質性健忘 organic amnesia
a. 急性脳疾患
この病態では知覚と注意の障害のために記憶が不良となる。それゆえ

訳注33）Katathymic：katathym（感情由来の［独］）の英訳。

に，題材を長期記憶の中に符号化することができない。急性頭部外傷では受傷直前の出来事を含む，逆向健忘 retrograde amnesia と呼ばれる健忘が存在する。この期間は通常数分を超えることはないが，時にはこれより長くなる場合があり，ことに亜急性の状態ではそうである。前向健忘 anterograde amnesia とは外傷後に起こった出来事に関する健忘である。これは事故に引き続いて見られることが最も多く，出来事を長期記憶の中に符号化することができないことを示している。ブラックアウト blackout とは飲酒中および飲酒後にとくにアルコール依存者が体験する，限られた時間の前向健忘である。これは可逆性の脳損傷を示しており，長さはさまざまであるが何時間にも及ぶことがある。これはまた，感染症やてんかんによる急性錯乱状態（せん妄）にも生じる。

b. 亜急性粗大脳疾患

その特徴的な記憶障害は，患者が新しい記憶を記銘することができないという健忘状態である。この記憶障害の特徴は，新しい情報を覚えられないこと（前向健忘）と，以前に覚えた題材を想起できないこと（逆向健忘）である。しかし，遠い過去の記憶は保たれており，過去の完全に覚えた題材の想起と即時想起も保たれている。改善するにつれて健忘されていた期間が縮小していき，時には完全に回復することもある。認知症の場合のように認知障害の他の徴候がある際や，せん妄の場合のように意識が混濁している際にはこの診断は下されない。コルサコフ症候群はサイアミン欠乏により生じる健忘症候群であるが，その他の原因としては脳血管疾患，多発性硬化症，一過性全健忘，頭部外傷，そして電気けいれん療法（ECT）がある。

c. 慢性粗大脳疾患

健忘のある患者やコルサコフ症候群の患者は通常，おおよそ過去1年にさかのぼる記憶の喪失がある。進行性の慢性脳疾患のある患者は何

年もさかのぼる健忘があるが、遠い過去の出来事に対する記憶よりも最近の出来事に対する記憶のほうが先に失われる。これは Ribot により指摘されたものであり、リボーの記憶逆行律 Ribot's law of memory regression と呼ばれている。

3. その他の健忘

うつ病や全般性不安などの障害で不安な心配事や集中力の低下がある場合、不安健忘 anxiety amnesia が生じる。それははじめ、誤って解離性健忘ととられることがある。うつ病性障害におけるより重篤な健忘は認知症に似ており、よってうつ病性仮性認知症 depressive pseudodementia と呼ばれる。不安性障害とうつ病性障害における健忘は一般に集中力の障害から生じ、基底にある障害が治療されると消失する。

記憶の変容 distortions of memory ないし 記憶錯誤 paramnesia

これは変容による記憶の錯誤であり、便宜上、想起の変容と再認の変容に分けることが可能である。これは忘却という正常な過程によって、あるいは新たに獲得された題材からの順向干渉および逆向干渉によって、正常人にも生じうる。それはまた、情動的問題を抱えている人にも、また器質性状態でも生じうる。

1. 想起の変容

a. 回顧性錯誤 retrospective falsification

回顧性錯誤とは、記憶がその人の現在の情動的、体験的および認知的状態を通り抜けてフィルタリングされる際に生じる、非意図的な記憶の変容である。これはうつ病患者にしばしば見られ、うつ病患者は現在の

気分に影響されて過去のあらゆる体験を否定的な言葉で表現する。抑うつ的な人は自分の失敗を強調する一方，自分の成功を無視ないし忘却するのである。それゆえに，その人が以前からずっと無能で不安定だったという印象を与えることになるかもしれない。実のところ，どんな精神疾患であっても回顧性錯誤が生じうる。たとえば退院後の人が入院中に受けた拘束のことを，そうした措置が必要であったことは忘れながら誇張して話すように，回復後も錯誤が続くことがある。このことは常に患者の病識と被暗示性に関連している。ヒステリー性パーソナリティの人は被暗示性が高く，それゆえ過去に関する一揃いの完全な変容記憶を語ることがある。

b. 虚偽記憶 false memory

虚偽記憶とは，実際には起こっていないのに確かに起こったのだとその人が強く確信している出来事（1つのことも，それ以上のこともある）を想起することである（Brandon ら，1998）。この症候群が指しているのは，正常な忘却に見られるような実際に起きた記憶の変容ではなく，決して起こりはしなかった出来事の記憶を事実として作り上げることである。この定義はとくに，成人になって想起される小児期の虐待という話の中で作られてきたものであるが，重大犯罪についての偽りの自白などという稀な状況にも適用可能である（Gudjonsson ら，1999）。この後者の虚偽記憶の起源は記憶不信症候群 memory distrust syndrome と呼ばれ，「出典健忘 source amnesia」と命名されている，自分の記憶に対するその人自身の根本的な不信から生じる。この出典健忘(Johnson ら，1993）は，情報が得られた源泉が自身の想起からであれ，あるいは他者に詳しく教えられた場合のようになんらかの外的源泉からであれ，その源泉を思い出すことが困難であることから生じる。記憶というものの誤りやすさを考えれば，この現象はさほど驚くには当たらないものである。たとえば健常者であっても，いつ，どこで，誰から，どのような

様式で（口頭あるいは文書で）といったことを含む，多くの情報の源泉をなかなか思い出せないものである。こうした困難さは加齢とともに悪化し，器質性脳疾患が存在する場合はいっそう大きな問題となる。暗示を受けやすい人も虚偽記憶のリスクが大きい。こうした例では何の記憶もなしに偽りの確信を持つことがありうるので，実際の記憶を確認することが重要となる（Gudjonsson, 1997）。たとえば，脳血管系アクシデント（CVA）後に入院していたと言う人が，実はそのこと自体を想起したのではなく，そうしたことがあったと家族から聞いただけというような場合がそうである。

c. 隠蔽記憶 screen memory

隠蔽記憶とは，部分的に正しく，部分的に偽りである想起である。真実の記憶全体を想起することはつらすぎるので，人は真実の記憶の一部しか想起しないと考えられている。1例を挙げるならば，実は兄によって行われた小児期の性的虐待を想起することがつらすぎるため，その虐待は近所の人にされたものとして想起するというようなものである。いかなる場合でも，そうした記憶のどの部分が客観的に真実であるのかを正確に調べ出すことは困難である。このことは治療の場でも司法の場でも重要になることがある。隠蔽記憶と心理的症状，他の心的現象（たとえば夢）との関係を決定することは困難であるが，特定の例ではこれらの関係のもつれを解くことが心理的あるいは精神分析的探究の1つの機会であると見なしうる（God, 1998; Battin & Mahon, 2003）。

d. 作話 confabulation

作話とは，器質的障害に関連して意識清明下で生じる記憶の錯誤である。それは，事実の中に何の根拠も置かない想像上あるいは間違った体験によって，記憶の空隙を埋めることである。陳述に矛盾するところがあっても，それを訂正しようとする試みはなされない。障害が悪化して

くると，作話は少なくなってくる．大きく分けて，作話には次の2つのパターンがある（Bonhoeffer, 1901）．1つは記憶の欠損に気づいていることの結果として空隙を埋めようとする困惑型 embarrassed type であり，もう1つは途方もない冒険話をするなど，記憶の障害に対して必要とされる域を超えるほどに詳しい話をすることによって空白を埋めようとする空想型 fantastic type である．全体として困惑型のほうがはるかに多く見られ，それは時間的に転位された真実の記憶を表しているのかもしれない．統合失調症患者の中には，決して起こらなかった空想的出来事を作話的に詳細に語る者もいる．こうした記憶は固定した不変なものであるため，これを作話と呼ぶことは誤称であると述べる人もいる．絵画的思考 pictorial thinking という用語を用いる人もいれば，記憶幻覚 memory hallucination と呼ぶ人もいるが，Fish は記憶幻覚という用語は「あまり適切でない」として却下している．回顧性妄想 retrospective delusion と呼ぶのが最適かもしれない（下記参照）．言語忘却症 lethologia とは名前や固有名詞を一時的に思い出せないことであるが，これはよくあることであり，一般的に言って病的なものではない．

e. 空想虚言 pseudologia fantastica

空想虚言とは流暢なもっともらしい虚言（病的虚言 pathological lying）であり，慣例として，反社会性あるいはヒステリー性のパーソナリティ障害のような，器質的脳病変のない人に生じる作話を記述するのに用いられる用語である．さまざまな大きな事件や外傷を述べたり，誇大的な主張をしたりするのが典型であり，訴訟に直面しているなど個人的危機の時にしばしば現れる．空想虚言のある人は自身の物語を信じているように思われ，空想と現実の境界はあいまいであるが，反駁できない証拠を突きつけられると虚言を認めるものである．空想虚言のより軽度のものは，他人を感心させようとして過去を偽ったり誇張したりす

るものである。

f. ミュンヒハウゼン症候群 Munchausen's syndrome

ミュンヒハウゼン症候群とは，にせものの疾病，複雑な受療歴，およびしばしば多数の手術痕とともに病院を受診してくる，病的虚言の一変異型である。この病態の代理形態，すなわちある人（通常は親）が他の人（通常は自分の子ども）に人為的な疾病を産出するというものが記述されている。この病態の患者は長期にわたって繰り返し病院を受診することがあり，こうした例では診断も管理も非常に骨の折れることがある。代理人によるミュンヒハウゼン症候群 Munchausen's by proxy という診断は，それ自体が議論の分かれる診断である。

作話，虚言，回顧性錯誤，あるいは虚偽記憶を呈する人では，被暗示性の果たす役割が重要である。暗示にかかりやすい人は他者の発言を受け入れ，その命令に従って行動し，こうした発言と矛盾する，感覚や合理的理解からの証拠を否認する。被暗示性は騙されやすさ，あるいは医師と患者の間にあるような盲目的な信頼のいずれかに基づいている。被暗示性は審美的ないしヒステリー性のパーソナリティ障害のある人に顕著である。

g. 的はずし応答 *Vorbeireden* or approximate answers

的はずし応答はヒステリー性仮性認知症 hysterical pseudodementia の患者に見られる。1898 年，Ganser がいくつかの共通した症状を示す 4 人の犯罪者を記述したことにちなんで，ガンゼル（症候群）とも呼ばれる（Enoch ら，1967）。その症状とは，失見当識を伴う意識混濁，聴覚性および視覚性の幻覚（あるいは偽幻覚），これらの症状が現れていた時期の健忘，転換症状，および最近の頭部外傷，感染症あるいは重度の情動的ストレスである。的はずし応答という用語は，患者が質問を理解しているが，故意に正しい答えを避けているように見えることを示唆

している。たとえば，イングランドの首都はどこかと問われて「ブリストル」と答えたり，犬に眼はいくつあるかと問われて「3つ」と答えたりする。Ganserは，これは出廷を避けるための無意識的な症状産出を伴うヒステリー性の病態であると考えた。他の症状とともに意識混濁がある人に対してのみガンゼル症候群という用語を用い，意識が清明な仮性認知症とは区別する人もいる（Whitlock, 1967）。現在多くの人は，ガンゼル症候群がもともと考えられていたようなヒステリーではなく，むしろ器質性状態と精神病状態のいずれかを示していると考えている。意識的に疾病を装う人には的はずし応答に類似した病態が見いだされるが，これはその利得性によって詐病 malingering ないし虚偽性障害 factitious disorder と呼ぶべきである。ガンゼル症候群と詐病 / 虚偽性障害は，後者には当人が意識して行っているという基盤があるにもかかわらず，しばしば混同されている。的はずし応答は急性の統合失調症にも見られ，それは通常，破瓜型である。

h. 潜在健忘 cryptamnesia [訳注34)]

潜在健忘とは Sims（1997）によって「思い出しているということを思い出さない体験」と記述されている。たとえば，気の利いた文章を書くとして，自分がなにかオリジナルなことを書いているのではなく，実はどこかで見た一節を引用しているにすぎないということに気づかないのである。これがありふれた現象であるのか，それともなんらかの特定の精神医学的障害と関連があるのかを示す証拠はない。

訳注34) Cryptamnesia：crypto=concealed（隠された）＋ amnesia（健忘）。
　　　Cryptomnesia（潜在記憶）はスイスの精神医学者 Théodore Flournoy（1854～1920）による造語だが，ここでは Sims（2003）にしたがって cryptamnesia（潜在健忘）と表記されている。

i. 回顧性妄想 retrospective delusion

　回顧性妄想とは，疾病の始まりが最近であるという明らかな証拠があるにもかかわらず，妄想を過去にさかのぼらせるものであり，一部の精神病患者に見いだされる。たとえば，自分は以前からずっと被害を受けているとか，自分は以前からずっと悪人であったなどと言う。一次妄想体験が記憶という形態をとることがあり，それは妄想追想 delusional memories と呼ばれ，妄想着想性のものと妄想知覚性のものがある（64ページを参照）。妄想追想の定義にはさまざまなものがあり，実際の記憶の妄想的解釈であると考える人もいれば（Pawar & Spence, 2003），「現在症診察表」（PSE）のように，実際には起こらなかったがその人は明確に「覚えている」過去の出来事の体験であると示唆する人もある。妄想追想には知覚（実際の，あるいは想像上の）と記憶という2つの構成要素がある。

2. 再認の変容 distortion of recognition

　既視感 *déjà vu*[訳注35] は厳密には記憶障害ではなく，場所と出来事に対する親近感の問題である。それは現在の出来事が，事実に基づいていないにもかかわらず，過去にあったと感じられる体験である。この逆である未視感 *jamais vu* は，ある出来事が以前に体験されているのに，現在，その出来事を適切な親近感をもって感じられないことである。聴覚性の再認感である既聴感 *déjà entendu* と，新たな考えが以前に生じたものと認識される既考感 *déjà pensé* は既視感と関連したものであり，ただ体験様式が異なっているにすぎない。これらの体験は正常者に生じることもあれば，側頭葉てんかん患者に生じることもある。

　人物誤認 false reconnaissance[訳注36] とは，偽りの認識 false recognition あるいは誤同定 misidentification[訳注37] と定義され，器質性精神

訳注35) Déjà vu, jamais vu, déjà entendu, déjà pensé：フランス語からの外来語。

病，急性および慢性の統合失調症に生じうる。陽性人物誤認 positive misidentification とは他人を友人や親族と認識することである。錯乱状態と急性の統合失調症では陽性人物誤認の対象は多くても数人であるが，慢性統合失調症患者の中には会う人に対してことごとく偽りの同定をする者もいる。陰性人物誤認 negative misidentification では，患者は友人や親族がそうと名乗る人物ではなく，他人が変装していると主張する。一部あるいはすべての人が実在の人物の替え玉 double であると主張する患者もいる。これは「カプグラ症候群 Capgras syndrome」と呼ばれ，統合失調症と認知症に生じる。

記憶増進 hyperamnesia

　健忘と記憶錯誤の反対が生じることもあり，記憶増進と呼ばれている。これはすなわち亢進した記銘，保持，想起である。フラッシュバルブ記憶 flashbulb memory は強烈な情動と関連した記憶である。これは異常なほど鮮明であり，細部に及び，長時間持続する。たとえば，多くの人は，ダイアナ妃の死というニュースを聞いた時にどこで何をしていたのかを想起できる。フラッシュバック flashback とは，事故のような外傷的出来事の認知的および情動的体験に関連した，突然に侵入してくる記憶である。これは行動化をもたらしたり，その出来事がいま再び起こっているという感情をもたらしたりすることがあり，一部の殺人事件の裁判では，これを弁護として用いようとする試みがなされたことがある。これは外傷後ストレス障害 post-traumatic stress disorder の特徴的症状の1つと見なされているが，物質乱用障害や情動的出来事にも関連している（McGee, 1984）。この用語は不正確に用いられやすいが，

訳注36）False reconnaissance：fausse reconnaissance［仏］の英訳。英語で人物誤認を意味する語は，misidentification のほうが一般的である。
訳注37）この場合は人に対するものを指す。

フラッシュバックの持つ情動的親近感を欠いた体験である侵入的記憶想起 intrusive recollection と混同してはならない。幻覚剤使用，およびこれもありうることであるが大麻使用の短期効果の消褪後に，これに関連して幻覚誘発体験を伴うフラッシュバックが生じうる。これは視覚の変容，末梢領域の運動の偽知覚，色彩のフラッシュ，動いている対象からのイメージの痕跡，残像と光輪，古典的な幻覚などからなる。直観像 eidetic images は物質使用，とくに幻覚剤による障害に見いだされ，ほぼ幻覚性の鮮明さを有する視覚的な記憶である。

■文　献

Bass, L. & Davis, E. (1988) *The Courage to Heal*. New York: Harper Row.
Battin, D. & Mahon, E. (2003) Symptom, screen memory and dream. The complexity of mental representation and disguise. *The Psychoanalytic Study of the Child*, 58, 246–266.
Bonhoeffer, K.(1901) [Die akuten Geisteskrankheiten der Gewohnheitstrinker]. Jena: Gustav Fischer.
Brandon, S., Boakes, D., Glaser, D., et al (1998) Recovered memories of childhood sexual abuse: Implications for clinical practice. *British Journal of Psychiatry*, 172, 296–307.
Brewin, C. R. & Andrews, B. (1998) Recovered memories of trauma. Phenomenology and cognitive mechanisms. *Clinical Psychology Review*, 18, 949–970.
Enoch, M. D., Trethowan, W. H. & Barker, J. C. (1967) The Ganser Syndrome. In *Some Uncommon Syndromes* (ed. M. D. Enoch), pp. 41–55. Bristol: John Wright & Sons.
Freud, S., Breuer, J., Lockhurst, N., et al (1895) Reprinted in translation in 2004 as *Studies in Hysteria*. London: Penguin.
Good, M. I. (1998) Screen reconstructions: traumatic memory, conviction, and the problem of verification. *Journal of the American Psychoanalytic Association*, 46, 149–183.
Gudjonsson, G. H. (1997) False memory syndrome and the retractors: methodological and theoretical issues. *Psychological Inquiry*, 8, 296–299.
Gudjonsson, G. H., Kopelman, M. D. & MacKeith, J. A. C. (1999) Unreliable admissions of homicide. A case of misdiagnosis of amnesia and misuse of abreaction technique. *British Journal of Psychiatry*, 174, 455–459.
Johnson, M. K., Hashtroudi, S. & Lindsay, D. S. (1993) Source monitoring. *Psychological Bulletin*, 114, 3–28.
Loftus, E. F. (1993) The reality of repressed memories. *American Psychologist*, 48, 518–537.
McGee, R. (1984) Flashbacks and memory phenomena. A comment on 'Flashback phenomena – clinical and diagnostic dilemmas'. *Journal of Nervous and Mental Diseases*, 172, 273–278.

Pawar, A. V. & Spence, S. A. (2003) Defining thought broadcast: Semi-structured literature review.*British Journal of Psychiatry*, 183, 287–291.

Sims, A. (1997) *Symptoms in the Mind. An Introduction to Descriptive Psychopathology*. London: Saunders.

Whitlock, F. A. (1967) The Ganser syndrome. *British Journal of Psychiatry*, 113, 19–29.

第5章

情動の障害

　感情 feeling と情動 emotion を区別するのが慣例である。感情とはなんらかの体験あるいは出来事に対する陽性ないし陰性の反応と定義しうるものであり，情動の主観的体験である。対照的に，情動とはなんらかの出来事に反応して生じる生理的変化によって引き起こされ，その原因となった出来事を維持あるいは撤廃しようとする傾向のある，動揺した状態である。その場合の感情は抑うつ，不安，恐れなどである。気分 mood とは，外界に対するその人の認識を色づける，広汎で持続的な情動である。気分を記述する際は，強度，持続期間，変動，類型の形容詞的記載を行うべきである。感情（感動）affect^{訳注38)} とは短期の情動を意味し，患者の現在の情動的応答と定義される。それは顔の表情を含む患者の身体言語から医師が推察するものであり，気分に一致することもしないこともある。それは正常範囲内，制限されている，鈍麻している，平板であるなどと記述される。

　気分と情動の分類と記述に混乱を生じているのは，同じ用語が正常で適切なものを記述するのにも（たしかにそれらの欠如が異常と考えられるのだが），また入院を要するほど病的なものにも用いられているからである。抑うつ，不安といった用語は，類似した言葉が正常の情動反応

訳注 38) Affect：「感動」とも「感情」とも訳された経緯があり，本書では適宜訳し分けた。

にも用いられ，また治療を要する障害にも用いられているよい例である。この区別が行われていないことが重大な影響を及ぼすことになる。というのは，言語上の混乱が引き起こされるだけでなく，正常なものと異常なものとの区別がなされないからである。

　本章では，臨床的に重要な情動反応と情動表現の5つのレベルについて記述する。正常な情動反応という用語は，出来事の結果として生じ，文化的および社会的規準内にある情動状態を記述するのに用いる。異常な情動反応とは了解可能であるが過度な情動反応であり，異常な情動表現とは平均的な正常反応とは著しく異なる情動表現である。病的な情動表現の障害とは，本人がその異常性を認識していないという点において，情動の異常表現と異なるものである。最後に，病的な情動の障害に関する簡潔な概観を述べる。

分　類

1. 正常な情動反応 normal emotional reactions

　いくつかの情動反応は，出来事や一次的な病的心的体験に対する正常な応答である。前者の例には，愛する人の死に引き続いて生じる悲嘆反応 grief reaction や，それ以前には健康であった人が生命に関わる診断を下されて示す反応がある。後者には，幻覚や他の精神病症状を体験する際に多くの患者が示す了解可能な苦しみも含まれる。残念なことに，実際上，こうした了解可能な病的でない反応を異常反応から区別する試みはほとんどなされていない。1つの問題として，訴えられる症状の多くが正常な反応にも異常な反応にも存在することが挙げられる。たとえば，死別後は最初の数日に涙もろさ，不眠，食欲低下，集中力低下が最も強く生じ，時がたつにつれて減少していく。悲嘆反応が遷延したり，うつ病エピソードとなる際にも，これに類似した症状群が存在する。

　これまで検証されてこなかった区別のさらなる一面に機能的無能力

functional incapacity がある。これは異常な状態には存在するが，正常な反応には存在しないか，あるいは短期にしか存在しない。それゆえ，ストレスフルな出来事に対する正常な反応を示している人が，ごく短い期間を除いて，正常な職務を行えなくなったり，他者に対する通常の役割を果たせなくなったりすることはないであろう。たとえば，死別後や配偶者や子どもががんと診断されたのちには，人はどれぐらいの期間，仕事を休む時間が必要であろうか，またどれぐらいの期間，正常な反応を体験していると考えられるだろうか。これに関して臨床家の参考になるものはほとんどないが，正常な悲嘆反応の通常の持続期間は6～12カ月と言われている。出来事の直後で休職を必要とする機能不全の期間はいっそう不確定であるが，おそらく数日から数週間の範囲である。もっともこの期間の長さは，そうした状況での支持と実際的手助けといった他の要因にも影響されるかもしれない。

2. 異常な情動反応 abnormal emotional reactions

これらは，ストレスフルな出来事の文脈において了解可能であるが，遷延した機能障害を伴う状態である。正常な情動反応と異常な情動状態の区別を明確に示しているものにヤーキース・ドットソン曲線 Yerkes-Dodson curve（1908）がある。これはストレスがあるレベルに達するまでは障害がないが，ある点を超えると機能が悪化することを示すものである。これが生じる点は，遺伝素因やパーソナリティ素因などの個人的属性と社会的支援やストレッサーの持続期間と重症度などの外的要因によって決まってくる。診断学上『ICD-10 精神および行動の障害の分類』（ICD-10; WHO, 1992）も『精神障害の診断・統計マニュアル第4版』（DSM-IV; 米国精神医学会，1994）も，こうした異常な情動反応を，(不安，抑うつ，その他の情動，あるいは行為の障害を含むべく）気分の障害を伴う適応障害と定義している。

不安 anxiety とは不快な感情状態であり，簡潔に定義するならば，こ

れといった理由のない恐怖である。患者は緊張，ストレス，「張りつめている」といった表現を用いることが多い。時に，その不安は動悸，発汗，呼吸困難，めまいなどの身体症状を伴うことがあり，身体症状が突然に，そして複合して生じると，結果としてどうしようもないほどの恐れが生じ，その場合パニック発作 panic attack という用語が使われる。不安は，不安な予感，すなわちそれが何であるかはわからないがなにか恐ろしいことが起こるという感覚を伴うことがある。患者はしばしば心配事を述べるのに不安という言葉を用いるが，直接的に不安ですかと問われると，「不安なことは何もありません」と答えることもある。だがこうした患者の中には，さらに質問をされると理由もなく怖い感じがすることを認める者もいれば，原因となる事柄と自分の症状とを関連づけない者もいる。どうしようもないほどのパニックは不活動（「恐れで麻痺」している）を生じることもあれば，目的の定まらない，混沌とした過活動を生じることもある。

　恐れが 1 つの物，状況，観念に限定されている時には，恐怖症 phobia という用語が用いられる。恐怖症は不安の身体症状と回避を伴っている。犬にかまれると犬に対する恐れが生じるように，ほとんどの恐れは学習された反応である。恐怖症の中には病的状態による二次的なものがあり，中でもうつ病によるものが最もよく知られている。また，汚染に対する恐れのように強迫症状と見なされる恐怖症もある。

　抑うつ気分 depressive mood は最もよく体験される異常反応の 1 つである。残念なことに，気分に関する議論は種々異なる気分状態を記述するのに類似した用語が使われることによって混乱している（Casey ら，2001）。「うつ depression」はその 1 例であり，死別に伴う当然の悲しみも，欲求不満から生じる気分の落ち込みも，重症うつ病の症状である著しい沈うつもこの言葉によって表現されている。さらに複雑なことに，うつという用語は他の病的過程による二次的な症状に対しても，了解可能な反応に対しても，また疾病そのものに対しても用いることが可能な

のである。

　気分の反応性 reactivity of mood とは，その人の置かれている環境の変化に並行して生じる気分の変動を表現するのに使われる用語である。たとえば，休日に外出すれば気分は改善するし，同僚との問題がその当の同僚が辞職すれば解決するように，ストレスフルな状況が変化すると気分は改善する一方で，そのストレスフルな状況に再びさらされると再発することになる。時に，時間の経過とともに逆境に適応し，症状と機能の障害が徐々に改善することもある。時に，自分に害を与える人や状況に対して向けられた怒りと咎めがあることもあれば，自傷のそぶりがあったり睡眠が障害されたりすることもある。

　不安な予感 anxious foreboding とは，それが何であるかはわからないが，なにか恐ろしいことが起こるのではないかという恐れと定義される。これは不安の身体症状を伴っており，スキャン検査の結果を待っているがん患者が体験するような了解可能な予感から区別すべきである。不安な予感は全般性不安，うつ病，パニック障害といったいくつかの障害に存在する。

　これらの反応で体験される気分は，正常な情動反応，適応障害，全般性不安，うつ病エピソードで体験される気分と質的に異なるものではない。

3. 異常な情動表現 abnormal expressions of emotion

　異常な情動表現とは平均的な正常の反応ときわめて異なる情動表現を示す。異常な情動表現を有する人は一般にその異常性に気づいている。過度の情動反応 excessive emotional reactions は学習の結果であることもあれば，さまざまな文化的基準の結果であることもある。そのため，愛する者の死に際し泣き叫んで取り乱す女性がいたとしても，それは正常な悲嘆の文化的変異を反映しているだけなのかもしれない。

　情動的応答の逆転あるいは欠如 converse or lack of emotional

response もきわめて興味深いものである。抑うつ的な人の中には，多少の情動が期待される状況でも，まったく情動を示さない者がいる。極度のストレスにさらされている人は，まったく感情を示さないことがある。この状態は「感情の解離 dissociation of affect」と呼ばれており，どうしようもないほどのストレスの衝撃に対する無意識的防衛であると言われている。これは無感覚感と記述されることもある。現実感喪失と離人症は一次的には情動の障害ではなく自己体験の障害であり，切り離されている感じや事物が遠く思われる感じを伴う。それに随伴する無反応感は，おそらく感情の解離の最もよくある例である。探検家 David Livingstone[訳注39] はライオンに襲われた時の感じを述べた際にこのことを記している。「それは痛みの感覚も恐れの感情もない夢のような感覚を引き起こしたが，私は起こっているすべてのことをはっきりと意識していた」。

情動表現における稀であるが重要な異常に，いわゆる「ほほ笑みうつ病者 smiling depressive」に見られるものがある。それはコミュニケーションのためのほほ笑みが残存しているのであるが，情動の要素は失われているものである。目に見えるようにほほ笑むことはできるが，眼は不変であり，眼の周囲の筋肉に緊張が認められる。これは重症うつ病に見られる特徴の1つであるが，不注意な人はこれに騙され，うつ病の重症度を過少評価することがある。

感情の解離のもう1つの種類に転換性障害で見られる「満ち足りた無関心 belle indifférence」がある。この現象は今日では稀であるが，かつての精神医学文献には，粗大な転換症状と重度の能力障害を伴いながら，そうした苦しみを気にしていない人の例が報告されている。暴力犯罪者にしばしば見いだされる情動的無関心に対しては，感情の解離という言葉を用いるべきでない。暴力犯罪者は通常，いかなる情動も伴うこ

訳注39) David Livingstone（1813〜1873）：スコットランドの開拓宣教師・探検家。

となく，その不快な犯罪の話をすることができる。

　情動の欠如として現れる1つの防衛は否認 denial である。否認が働くと，たとえばある人が病気に関する悪い知らせを告げられても，何事もなかったかのようにいかなる情動も示さないままでいるように，ある出来事が起こっていることが明らかであるのに，その出来事に気づかないことになる。残念なことに，否認という用語は，たとえば愛する者が重大な病気にかかっていることなど，事実であるとわかっていることを認めることの意識的拒否を記述するのに誤って用いられることが多い。

　無感情 apathy は感情の解離と誤って混同されることがある。無感情はしばしば情動的無関心を意味するのに用いられるが，それは往々空虚感を伴っている。それは動因の欠如として現れることがあり，刑務所や社会的貧困地域で，また統合失調症や大麻乱用に伴う動因喪失症候群などの障害で見いだされる。統合失調症は感情の鈍麻ないし平板化を伴うことがある。

　困惑 perplexity とは自信のない，あるいは当惑した，いささか途方にくれた状態であり，不安時や軽度の意識混濁の際や，新たな精神病体験が生じつつある統合失調症の始まりの時期に生じる。

4. 病的な情動表現 morbid expressions of emotion

　この群が（上述の）異常な情動表現と異なるのは，情動表現が病的であることが観察者には明らかであるにもかかわらず，患者自身はそのことに気づいていない点にある。感情の不適切さと不適合（不一致）inadequacy and incongruity of affect は統合失調症に特徴的である。統合失調症患者の中には，あらゆる情動生活の完全な喪失があるように思われ，自身の安寧にも他者の安寧にも無関心な人がいる。それは社会的交流の細やかさに対する不関心として現れ，感情の不適切さ，あるいは感情鈍麻と呼ばれており，かつて Bleuler はこれを「感情倒錯 parathymia [訳注40]」と呼んだ。これは社会的な不器用さと不適切さとし

て現れる。たとえば患者は訪問客を裏庭に連れていき，死んだ犬を見せたりするのである。また患者によっては，不適合と呼ばれる情動の誤った方向づけがあり，そのため取るに足らない出来事が重度の情動突発を生じることがある一方，客観的には情動負荷があるように思われる出来事が患者の情動的応答にまったく影響を与えないことがある。これは必ずしも感情の一次的障害ではなく，統合失調症患者が体験する妄想や他の精神病現象に関連した，変容した環界に対する適合的な反応であると主張する人もいる。最後に，情動の狭小化 emotional constriction とその重症形態である情動の平板化 emotional flattening とは，情動的応答の通常の範囲内における制限によって顕わとなるものである。そのため，表現されているものが適切な方向に向かっているという点において，そうではない感情の不適合とは異なっているが，患者はいかなる方向にもわずかな情動的応答しか示さない。慢性統合失調症患者の中には，何の情動も示すことなくパラノイド妄想の複雑な体系を語る者もいるが，それは明らかに感情の平板化 flattening of affect を示している。しかし，熱狂的に誇大妄想を語る，あるいは怒りと苦しみを持ってパラノイド妄想を語る患者もいる。もしも，こうした患者が抑うつ的である，あるいは高揚しているのならば，それが基底にある平板化を隠してしまうのであるが，それが適切な感情である場合もあるのである。統合失調症患者の中には感情の硬化 stiffening of affect もまた見られるのであり，その場合には情動的応答は最初こそ適合的であるけれども，状況が変わっても変化せず，不適合的となってくる。

　感情の不適合を，不安な人がつらい話題や困惑した話題を話す時に浮かべるてれ笑いと混同すべきではない。うつ病患者の中にもほほ笑みを浮かべる者がいるが，これが感情の不適合と間違われる場合もあり，あるいはそれが落ち込んだ気分を仮面で覆ってしまうことさえある。これ

訳注40) Parathymia：parathymie［独］の英訳。Para＝倒錯，thym＝感情，気分。

が過去に「仮面 masked」うつ病あるいは「ほほ笑み smiling」うつ病と呼ばれたものである。一般にはほほ笑みとは愉快，満足，安寧の表現である。しかし，それは人と人とのコミュニケーションにおいて重要な機能を有している。友好を示すほほ笑み，助けを求めるほほ笑みもあれば，いわゆる愛想笑いもある。精神科医はこうしたほほ笑みと，抑うつ的な人が浮かべるほほ笑みを区別できなければならない。つらさに圧倒されているのでなければ，抑うつ的な人が浮かべることのできるほほ笑みは，悲哀を隠そうとしている，あるいは「心配しないでください。大丈夫ですから」と言おうとしているのかもしれない。こうしたほほ笑みによって抑うつの程度が過小評価されることがあるので，精神科医はこれに騙されてはいけない。このことは自殺のリスクを評価する際にとくに重要である。経験を積んだ観察者であれば，こうした抑うつ患者が唇でこそほほ笑んでいるが，目は笑っておらず，元気そうに見えても，眼の周囲の筋肉が硬く，動きが欠如していることに気づくであろう。患者に抑うつ性の病的観念があり，それでいて元気そうに見える場合には，医師は必ず患者の生活の中の最もデリケートな領域を注意深く探り，うつ病が現れていないかを観察すべきである。また共感と支持を表明することが情動反応を誘発し，それによって基底にあるうつ病が顕わになることがある。混合状態の人も抑うつを隠して過度にほほ笑むことがあるが，これは通常は一過性のものであって，その気分は固定しておらず変わりやすいように思われる。

　感情易変性 lability of affect は多くの病態で見いだされる。これはおおかたのところ外的刺激とは関連のない，情動の急速で突然の変化と定義される。こうした変化は何の前触れもなく生じ，精神医学的障害のない人にも起こることがある。たとえば，非常に心優しい人ならば，容易に心を動かされて涙を流すこともある。境界型パーソナリティ障害の人も感情易変性を示すことがある。しかし，感情易変性が最もよく見られるのは混合性感情状態（不機嫌躁病 dysphoric mania）と躁病であり，

この場合には短時間の涕泣の突発が見られる。感情易変性は前頭葉損傷や脳血管性アクシデント後に生じる器質性脳疾患の特徴でもある。うつ病の患者は情動をコントロールするのが困難なことがあるため，正常であれば一過性の悲しい気持ちを起こす程度のつらい出来事でも泣き出すことがあり，同情されるとしばしば悪化するものである。

　情動易変性 emotional lability では患者は情動をコントロールするのが困難であるが，感情失禁 affective incontinence となるとコントロールが完全に失われる。これは脳動脈硬化症と多発性硬化症でとくによく見られ，自然に，かつ突発的に笑い出したり泣き出したりする。その最も重度の形態は「強制笑い forced laughing」，「強制泣き forced weeping」という用語で記述されるが，この場合，嬉しさや悲しさという感情は付随しておらず，したがって情動表現と主観的感情とは不釣り合いである。

5. 病的な情動の障害 morbid disorders of emotion

　これらは，時にはストレスフルな出来事がきっかけとなることもあるが，適応障害のようにストレッサーが取り除かれると自然に解決するというわけではないので，独立した勢いを持つ病的な状態と見なすことが可能である。同様の障害がなんら誘因なく突然生じる場合も，ここに含まれる。これらの障害は ICD-10 や DSM-IV に分類されている（第 1 章を参照のこと）。この群の中で最もよく見られるものはうつ病 depressive illness であるが，この気分状態とたとえば死別後に二次的に生じる了解可能な気分の落ち込みとの間には質的な違いがある。多くの患者はストレッサーに対する了解可能な反応を，うつ病という病的な気分の落ち込みから区別して述べることができる。にもかかわらず，こうした違いを科学的に実証することは困難である。というのは，こうした主観的な区別を支持する神経生物学がいまだ立証されていないからである。

うつ病の患者は彼らの情動的な感覚を正確に把握しようとして「重苦しさ」，「かげり」，「暗やみ」といった言葉を用いる。うつ病の病的悲哀感情は病的思考を伴い，それは妄想的強度に達することもある。病的抑うつにおける妄想は先に論じたところである（70〜73ページ参照）。しばしば思考の制止，欲動の喪失，自発的活動性の減少が認められる。身体的ないし心理的緩徐化が生じ，これは精神運動性制止 psychomotor retardation[訳注41] と呼ばれる。気分状態から二次的に生じる集中力低下や強迫的疑念のために，決断することが困難となることがある。内的不穏，自信喪失，不安，生活上のことが何も楽しめないこと，あるいはたとえば子どもに抱きしめられることや天気の良い春の朝といった日常の出来事から楽しみを得られないこと（アンヘドニア anhedonia[訳注42]）が顕著である。アンヘドニアとは，1896年にフランスの心理学者 Ribot によって造語されたものであり（Nicolas & Murray, 1999），うつ病の中核症状である。以下はハムレットの言葉である。

　　この世の営みいっさいが，つくづく嫌になった。わずらわしい，味気ない，すべてかいなしだ！[訳注43]

　すべての体験を最悪の面から考え，あらゆることを暗い見方で見てしまう。しばしば同じ内容を持ったつらい考えばかりが自然と心に浮かぶため，患者は不快な考えにとらわれていることがきわめて多く，考えることが困難である。患者はきついバンドで頭を締めつけられるように感じることが多く，不安に伴う胸部の圧迫感があることがある。Schneider, K. はこれを「生気心気抑うつ vital hypochondriacal

---

訳注41）精神運動性制止は，英語では客観的所見から psychomotor retardation（精神運動性緩徐化）と表現されることが多い。
訳注42）Anhedonia：an=without, hedon=pleasure.
訳注43）福田恆存訳：『ハムレット』新潮社，東京，1967．

depression」と呼んだ。関連するより現代的な概念は身体化 somatisation，あるいは身体症状の存在である。この場合，症状には精神医学的原因があるのではなく，身体疾患によるものだという誤った考えが患者に存在する。これはしばしば教育によって訂正が可能であり，その時には身体症状に関する新たな洞察が得られる。

　病的抑うつ morbid depression では情動の正常な反応性変化，すなわち情動反響も消失してしまう。その結果，内的に空虚ないし死滅した感覚が生じる。それゆえに患者は世の中に関わっている感じがもはやしなくなる。こうした環界に対する感情の喪失のためにうつ病患者は現実感がないと感じる。こうした情動反響の喪失のため，病的抑うつでは離人症と現実感喪失の訴えが生じるが，情動反響の喪失と離人症および現実感喪失は明らかにまったく別のものである。この機序が部分的に統合失調症における離人症の一因である可能性はあるが，統合失調症の離人症はむしろ，最終的にはアポフェニー体験や被影響感，思考疎隔化において明らかとなるところの，自己の境界の崩壊という主観的体験によって起こるものと思われる。

　病的抑うつは通常，気分や，あるいはまた不安，エネルギーとリビドーの喪失，無食欲症，早朝覚醒といった他の症状の日内変動を伴うが，入眠困難や中途覚醒も陳述される。うつ病が重症で精神運動性制止が顕著である場合，うつ病性昏迷が生じることがある。重症うつ病患者の見かけ上の無関心は，統合失調症患者の無感情と関心欠如から区別されなければならない。統合失調症患者は家事をしないでおいても気にしないが，重症うつ病患者は家事の必要性を理解することはできても行動に移すことができず，それができないことを恥と罪の意識をもって体験する。

　うつ病と双極性障害のほかに，病的抑うつは統合失調症，急性および慢性の器質性状態でも見いだされる。時に抑うつ気分は，統合失調症過程に対する病識や記憶力低下がもたらす結果に対する病識による二次的

なもののこともあれば，過程自体に組み込まれたもののこともある。

　病的不安 morbid anxiety はしばしば病的抑うつに伴って生じ，うつ病を診断する際に問題を生じうる。重度の形態では，それは激越という病像を呈することがある。しかし，心的不安という内的感覚と激越という外的表現との間に1対1の関係はない。病的不安は器質性状態でも見いだされ，恐ろしい幻視による二次的なもののこともある。急性および慢性の脳疾患は，軽症の場合，うつと刺激性が混在した不安を生じることがある。これはかつて「器質性神経衰弱」と呼ばれていた。妄想型統合失調症などの精神病状態ではしばしば不安と恐怖が存在するが，これは病的なものではなく，むしろ妄想と幻覚に対する当然の反応であろう。

　刺激性 irritability はうつ病と統合失調症で見られることがある。うつ病と統合失調症では，必ずしもそうとは言えないが，刺激性は基底にあるパーソナリティ属性が誇張されたもののことがある。躁病や軽躁病では，患者は爽快で高揚していることが多いが，併せてそれなりの刺激性も存在することが多い。患者が同時に抑うつ的かつ躁的／軽躁的である混合状態でも，刺激性は顕著である（不機嫌躁病 dysphoric mania と呼ばれる）。数分以上は続かない短期の抑うつ，多幸感，不安，不快感が側頭葉焦点の症状であることがある。

　極端な無感情 apathy は重症うつ病，統合失調症，前頭葉損傷の症状であることがある。病的な多幸症 euphoria と高揚 elation は古典的には躁病と軽躁病に生じるが，器質性状態と統合失調症，とくに破瓜型統合失調症にも見られることがある。統合失調症では患者は馬鹿げた，迷惑をかける病像を呈する。躁病と軽躁病では高揚はいかなる特定の出来事とも関連がなく，うつ的にさせるような影響によって修飾されもしない。冗長さを伴う談話心迫，観念奔逸，思考の進み方が速いという主観的認識は，躁病でも軽躁病でも見られる（55〜56ページ参照）。表面的な騒々しい活動性，脱抑制，注意転導性，時に性欲亢進と邪魔され

ると口論を始める傾向も存在する。多くの企てを始めるが，どれも最後までやり遂げない。より軽症の形態では，そうした状態の病理性が家人や友人にとってはわからないこともある。その人はただの「朗らかな人」，あるいは楽しい人としか感じられず，付随する症状は比較的軽症に見えることがあるが，結局，これらの事柄は誤った判断と多少の過活動を生じることがある。しばしば，その時になってはじめて行動の病理的基盤が明らかになるのである。時に患者自身がはっきりと不調である，落ち着きがない，コントロールできないと感じ，助けを求めることがある。躁病と軽躁病の区別は，前者に精神病症状，典型的には誇大妄想ないし機能の「著しい」障害が存在することである。しかし，DSM-IVには「著しい」の定義は示されていない。1994年，DSM-IV に双極II型障害が追加されたが，これは，古典的な躁うつ病（双極I型障害）に加えて，より軽症型も生じうること，しかしそれがこれまでは診断されてこなかったという証拠が増加してきたことに応じたものであった。このことによって，双極性スペクトラム障害とこの連続体の上下の境界に関する近年の議論が開かれた。このスペクトルには双極性障害の4つのレベルがあり（Akiskal & Pinto, 1999），激越うつ病という診断の多くは実際には双極性スペクトラム障害の変異型であるかもしれないということを，そのことが治療にとって示す意味を含めて示唆する者もいる。

視床下部の病変は観念奔逸を伴う躁病に類似した臨床像を生じることがある。多幸症は多発性硬化症でも生じるが，この場合には幸福感を伴い，器質的脳変化の程度と関連している（Benedictら，2004）。多幸症と受動的態度は健忘症候群と前頭葉病変で現れることもある。多幸症を伴う前頭葉の損傷は，しばしば馬鹿げた行為，見通しのなさ，無関心として現れ，モリア moria あるいはふざけ症 Witzelsucht と呼ばれている。

恍惚 ecstasy とは喜悦的な感情状態であり，それゆえに病的な爽快気

分やたんなる高揚とは異なる。健康な人でも，深遠な宗教体験や，出産後のような深い情動の発現に際して恍惚が生じることがある。精神科医が関心を寄せるのは，この状態の程度が異常になり，自己あるいは他人に対する無視が存在する時や，この状態が遷延する時である。恍惚は歓喜，至福，恩寵という感情を伴う無上の幸福状態である。高揚とは異なり，恍惚は過活動や観念奔逸を伴わない。心は通常，神あるいはなんらかの宗教的人物との交流感で占められている。自然の全体と調和している，あるいは宇宙と一体であると感じることがある。時に恍惚は誇大妄想に関連していることがある。1例を挙げると，ある統合失調症の患者は1人で笑いながら座っており，理由を問われると，自分はイスラエル王であり，これから天の女王と結婚すると述べたのであった。恍惚状態は統合失調症，LSD乱用者，てんかん，あるいはまた宗教的儀式に関連しての集団ヒステリーで生じることがある。集団ヒステリーでは恍惚は1人の人に始まり，その後周囲に広がっていくのである。被影響現象を体験している人とは違って，恍惚状態にある人は自我境界の変化を，随意的で，被影響現象に伴う干渉を欠いたものとして体験する（Sims, 2003）。時間が止まっていると体験されることもある。

■文　献

Akiskal, H. S. & Pinto, O. (1999) The evolving bipolar spectrum. Prototypes I,II,III and IV. *Psychiatric Clinics of North America*, 22, 517−534.
American Psychiatric Association (1994) *Diagnostic and Statistical Manual of Mental Disorders* (4th edn) (DSM−IV). Washington, DC: APA.
Benedict, R. H., Carone, D. A. & Bakshi, R. (2004) Correlating brain atrophy with cognitive dysfunction, mood disturbances, and personality disorder in multiple sclerosis. *Journal of Neuroimaging*, 14 (suppl. 3), 36−45.
Casey, P., Dowrick, C. & Wilkinson, G. (2001) Adjustment disorders: fault line in the psychiatric glossary. *British Journal of Psychaitry*, 179, 479−481.
Nicolas, S. & Murray, D. J. (1999) Theodule Ribot (1839−1916), founder of French psychology: A biographical introduction. *History of Psychology*, 2, 161−169.

Sims, A. (2003) *Symptoms in the Mind. An Introduction to Descriptive Psychopathology* (3rd edn). London: Saunders.

World Health Organization (1992) *The ICD–10 Classification of Mental and Behavioural Disorders: Clinical Descriptions and Diagnostic Guidelines* (10th edn). Geneva: WHO.

Yerkes, R. H. & Dodson, J. D. (1908) The relation of strength of stimulus to rapidity of habit formation. *Journal of Comparative Neurological Psychology*, **18**, 459–482.

第6章

自己体験の障害

　最近の数十年間に，自己 self，自己意識 self-awareness，自己意識のさまざまな変化に関する研究に，とくに統合失調症などの精神疾患の文脈におけるそれに，再び関心が寄せられている（Sass & Parnas, 2003; Harland ら，2004）。自我意識 *Ichbewusstsein*, ego consciousness についてはおびただしいドイツ語文献が存在するが，これらの語は現在では「自己体験 self-experience」という語に置き換えられている。Jaspers（1997）は，自己体験には次に挙げる4つの様態があると指摘した。

・自己の存在と能動性の意識
・ある瞬間における単一性の意識
・時間経過の中で同一性が連続しているという意識
・外界から分離されているという意識（言い換えれば，自我境界の意識）

　自己意識の障害はこれら4つの題目のもとで論じることが可能であるが，症状の多くは自己体験の諸側面のうち，自己の存在と能動性の意識と外界から分離されているという意識の2つの障害と見なすことができる。

自己能動性の意識の障害
disturbance of awareness of self-activity

　意識に上りくるあらゆる出来事は，通常は意識の前景にはないが自己所属感 sense of personal possession を伴っている。この「私」性は「個人化 personalisation」と呼ばれたものであり（Jaspers, 1997），心理的障害では障害されることがある。自己能動感には2つの側面があるが，それは存在感 sense of existence と行為遂行意識 awareness of the performance of one's actions である。

1. 離人症 depersonalisation
　自身の能動性の意識に変化が生じ，自分はもはや正常で自然な自己ではなくなったと感じることは「離人症」と呼ばれる。これはしばしば非現実感を伴い，外界は平板でぼんやりとし，現実のものではないと体験される。この症状のこうした側面は「現実感喪失 derealisation」と呼ばれる。非現実感は離人症の中核であり，程度の差こそあれ常に不快な体験である。このことにより離人症は恍惚状態から区別される。
　患者は初めてこの症状を体験すると，非常に恐ろしいものに感じ，これは自分が発狂しつつある兆しだと考えることが多い。時間の経過とともに，患者はこの症状に多少とも慣れることがある。離人症を訴える患者の多くは，感じる能力が低下している，あるいは欠如しているともいう。外部の観察者から見れば，患者はいかなる状況に対しても情動的かつ適切に反応する能力を失っていないので，これはあくまでも主観的な体験である。離人症は妄想ではないことを覚えておくことは重要であり，自分が存在していること，生きていること，あるいはまた世界や他の人々が存在していることを否定する虚無妄想 nihilistic delusion からは区別するべきである。

『ICD-10 精神および行動の障害の分類』(ICD-10; WHO, 1992)には離人・現実感喪失症候群の臨床記述が挙げられている。それに示されている診断基準には，意識清明な状態で生じ，病識が保たれた，離人症および現実感喪失が含まれている。『精神障害の診断・統計マニュアル第4版』(DSM-IV; 米国精神医学会，1994)に挙げられた離人症障害の臨床記述では，切り離されている感じが繰り返し生じること，現実検討の保持，結果的に生じる個人的苦痛のすべてが他の精神障害なしに生じることが強調されている。離人症障害の疫学はいまなお十分にはわかっていないが，男性より女性に2倍多く見られると考えられている (Kaplan & Saddock, 1996)。

情動的危機や生命に対する脅威は情動の完全な解離を生じることがあるが，これは主体が情動に圧倒されることなく合理的に機能できるようにする適応機制と見なすことが可能である。ストレスが中等度の状況ではより軽症の解離性離人症 dissociative depersonalisation が生じ，そのため離人症はごくありふれた体験であって，若年成人の30〜70%に少なくとも一度は生じると報告されている (Freeman, 1996)。

解離性離人症は比較的よく見られる体験であると思われ，患者の中には，それが医師の関心を引く症状であると知ったうえで解離を訴える者もいる。そのためか，「神経症病棟」にヒステリー性離人症の患者が入院すると，他の患者からも離人症の訴えが増えるものである。

離人症はまた，統合失調症，うつ病，器質性脳疾患，あるいは物質乱用（たとえばLSD）に伴って出現することが報告されている (Sims, 1995; Freeman, 1996)。ごく稀に，抑うつ状態の患者で離人症が顕著な症状であることがある。そうした場合，統合失調症という誤診が生じることがあるが，それというのもそうした患者は離人症を言葉で説明することがきわめて困難であるため，診察者はその症状の奇異な説明によって誤診へと導かれるからである。虚無妄想が時に離人症の妄想として語られることにも注意すべきである。こうした例のほとんどでは，精神状

態檢査を行えば，それが重症うつ病で生じる気分に一致した妄想であることがただちにわかるであろう。精神疾患がない人にも，とくに重度の疲労状態では時に離人症とその関連現象が生じることがある。

2. 情動反響の喪失 loss of emotional resonance

うつ病では，気分の全般的な低下があるだけでなく，正常な情動反響の喪失がある。正常であれば誰でも，周囲の生物ないし無生物のいずれに遭遇しても，一連の陽性および陰性感情を体験するものである。しかし，うつ病ではこうした自然な情動反響が欠如することがあり，すると患者はもはや感じることができないという感じを抱くようになる。通常，こうした自然な感情の欠如はうつ病の患者が愛する人に出会う際に最も顕著となる。患者に罪業観念がある場合，この見かけ上の感情喪失のために患者は自らをいっそう罪深く，道徳的に非難されてしかるべきであると感じる。うつ病以外の病態でも（たとえば前述した離人症状態），これに類似した情動反響の喪失が生じることがある。

自己単一性の即時的意識の障害
disturbances in the immediate awareness of self-unity

心因性およびうつ病性の離人症では，患者は自分の会話や行為が自動的になされると感じることがある。こうした場合，患者は自分があたかも2人の人間である「かのように」感じると言うことがある。他者からの賞賛を求めるパーソナリティや学習能力障害（精神遅滞）の人は，この「かのように」を省略して，自分は2人の人間であると言うことがある。特定の妄想（たとえば，悪魔憑き妄想）がある人も，自分は2人の人間である（たとえば自分と悪魔）と感じることがある。さらには，統合失調症患者も自分は2人あるいはそれ以上の人間であると感じることがあるが，ただしこれはよく見られるものではない。

自己の連続性の障害
disturbance of the continuity of self

　統合失調症患者は，自分は病気をする前と同じ人ではないと感じることがある。これは変化の感覚として表現されることがあるが，古い名前の自分は死に，新たな人として生き返ったと主張する患者もいる。こうした完全な人格変換という感覚は宗教的回心という状況の中で述べられることもあり，その感じを「再び生まれること being born again」と呼ぶ人もいる。

　ごく稀なことであるが，患者が多くの異なった人格を体験していると述べることがある。ICD-10 は解離性および転換性障害のカテゴリーの中で多重人格障害 multiple personality disorder の臨床記述を与えており，これが稀な，議論が分かれる障害であることを強調している。DSM-IV には解離性同一性障害 dissociative identity disorder（一般的には多重人格障害として知られているものも含まれている）の診断基準が含まれており，この障害が小児期の性的虐待などの外傷体験と強い関連があることを強調している。鑑別診断には，他の解離性障害，統合失調症，急速交代型双極性障害，境界性パーソナリティ障害，詐病，および複雑部分てんかんがある。

　統合失調症患者の中には，急性期を経た後に，自分のパーソナリティがどのようにしてあるものから別のものへと変わってしまったのか，その様子を述べる者もいる。また，急性期の最中に，どのようにして自分が自然現象，動物，歴史上の人物に化身しているのか，その様子を述べる者もいる。

自己の境界の障害
disturbances of the boundaries of the self

　体験における最も基本的なことの1つに，自分の身体と他の世界との区別がある。精神分析家の中には，この区別は後天的に獲得されるものであって，乳児は自分と他の世界とを区別できないことを示唆してきた人もいる。実際のところ，自分の身体に属するものと属さないものとの区別は主として固有感覚系の機能に帰しうるものである。何が身体であり何が身体でないかという認識は，外受容器と固有感覚器からの情報の結びつきに基づいているが，この結びつきはおそらく学習されたものであり，恒常的に維持されなければならない。

　このことは容易に実証されうるものである。1例を挙げるならば，手指に麻酔を受けたことのある人なら誰でも知っていることであるが，その指に触れても，その指は異物すなわち身体の一部ではないように感じられるのである。同じ現象は，歯科手術のための局所麻酔が口唇の無感覚を生み出す際にも生じる。これと等しく関連するものに，身体像の障害を生じる脳病変のある患者の体験がある。身体の生理的な図式と記憶および心理機能の連続性と統合性が，「自己」の意識にとっての基盤である。

　身体像の障害 disturbance of body image は入眠状態，抑うつ，統合失調症や器質性障害といった広範な病態で生じる。抑うつ的な人が自分の顔が醜くなったと言う場合，支配的な気分状態を十分に考慮したうえで，こうした発言を隠喩的意味に解釈する必要があるかもしれない。

　統合失調症の多くの症状は，自己と外界の境界が崩壊したことの諸側面と見なすことが可能である。急性統合失調症の初期段階には，患者はこの自己の境界の崩壊を，自身の能動性が自分から疎隔化されつつあるという，能動性意識の変化として体験することがある。これはおそら

く，自分の行動が自動的に行われているかのようであって，自分を機械のように感じると述べる一部の離人症患者に生じるものと同じではない。「制御喪失感 loss of control」は強迫でも報告されることがあり，この場合，思考あるいは行為への衝動が自分に属しているものの，意に反して生じると体験される。

　統合失調症に生じる自己の行為の疎隔化では，患者は自身の行為がなんらかの外部の力に支配されていると体験する。思考の疎隔化についてはすでに思考の障害の項で論じたが，疎隔化が運動行為と感情を侵すことがあり，その場合は「被影響現象 passivity phenomenon」という用語を使うのが慣例である。患者は自分の行為が自分自身のものではないと「わかって」おり，こうした支配を催眠術，電波，インターネットなどによるものだと考える。ある患者はその被影響感を「私は誘導ミサイルです」という言葉で表現した。この患者は夜間に陰茎の勃起を体験したが，それは夜勤の看護師がおよそ20フィート離れた机に座りながら，彼女の考えによって自分に影響を与えていることによって引き起こされているのだと「わかっていた」。患者がこうした現象を外部からの影響によってさせられるものとして体験することから，こうした現象は「させられ」体験 "made" experience，あるいは「作為」体験 "fabricated" experience とも呼ばれてきた。「させられ体験」という用語は「アポフェニー体験 apophanous experience」に対しても用いられるが，この場合，患者は周囲の出来事のすべてが自分の気を引くためになされていると思っている。器質性疾患が除外されれば，この症状はとくに統合失調症に関連があるとされてきた。

　外界との境界の喪失のまた別の側面が見られるのは，患者が自分の行為と思考が周囲の世界に過大な影響を及ぼすと「わかって」おり，自分と直接関係のない活動が自分に作用を及ぼしていると体験する場合である。たとえば，患者は排尿すると他の人に悪いことを起こすと信じていることがある。考想伝播についてはすでに思考の疎隔化の一種として述

べたが，自我境界の崩壊の結果と見なすことも可能である。というのは，患者は自分が考えると，全世界が自分と一緒に考えていると「わかっている」からである。

心の理論 theory of mind，意識および統合失調症

　自己の体験におけるこうした障害の多くは，とくに精神病においては，他の人の心理状態を理解する能力の障害と共存することがある。「心の理論」という用語は，一定の状況で人が他者の精神状態を推測あるいは理解する能力を指し，メンタライゼーション mentalisation とも呼ばれている（精神病に関連した心の理論の総説については，Bentall, 2003 を参照のこと）。心の理論における障害はとくに自閉症との関連が指摘されており（Baron-Cohen ら，1993），精神病性疾患におけるパラノイド症状との関連も指摘されている（Frith, 1992 ; Frith & Corcoran, 1996）。現在のところ，心の理論の障害はパラノイアに特異的ではなさそうであり（Langdon ら，1997），また統合失調症に必ずしも存在するわけではない（McCabe ら，2004）という証拠があるが，それでもなおこのアプローチは，統合失調症の精神病理を理解する他のアプローチに情報を与えるうえで（Bentall, 2003），あるいは病因を解明するうえで有用であることが判明するかもしれない。たとえば近年，Schiffman ら（2004）は，のちに統合失調症スペクトラム障害を生じた子どもには視点取得 perspective-taking の障害があるという有意な証拠を報告し，こうした人では統合失調症スペクトラム障害が発現する以前に，心の理論のなんらかの側面が障害されている可能性を示唆した。

　Sass と Parnas（2003）は統合失調症における症状の統一した説明を提案し，基底にある意識異常の重要性を強調し，統合失調症は基本的に自己の諸側面の意識における特有の変容を特徴とする自己障害 self-disorder であると主張した（たとえば，自己意識の亢進，自己感情の減

弱)。意識の研究と心の理論の研究は,統合失調症の研究」における明らかに関連した領域であり,現在の証拠のバランスが示唆するところによれば,こうした領域における障害の正確な性質はいまだ明らかでないが,それらは統合失調症の臨床症状を規定するうえで重要な役割を果たしている可能性が十分にあると思われる。次章では,精神疾患によく見られる意識の障害について述べる。

■文 献

American Psychiatric Association (1994) *Diagnostic and Statistical Manual of Mental Disorders* (DSM-IV). Washington, DC: APA.
Baron-Cohen, S., Tager-Flusberg, H. & Cohen, D. J. (1993) *Understanding Other Minds: Perspectives from Autism*. Oxford: Oxford University Press.
Bentall, R. P. (2003) *Madness Explained: Psychosis and Human Nature*. London: Allen Lane.
Freeman, C. P. L. (1996) Neurotic disorders. In *Companion to Psychiatric Studies* (5th edn) (eds R. E. Kendell & A. K. Zealley). Edinburgh: Churchill Livingstone.
Frith, C. D. (1992) *The Cognitive Neuropsychology of Schizophrenia*. Hillsdale, NJ: Lawrence Erlbaum.
Frith, C. D. & Corcoran, R. (1996) Exploring 'theory of mind' in people with schizophrenia. *Psychological Medicine*, 26, 521-530.
Harland, R., Morgan, C. & Hutchinson, G. (2004) Phenomenology, science and the anthropology of the self: a new model for the aetiology of psychosis. *British Journal of Psychiatry*, 185, 361-362.
Jaspers, K. (1997) *General Psychopathology* (trans. J. Hoenig & M. W. Hamilton). Baltimore: Johns Hopkins University Press.
Kaplan, H. I. & Saddock, B. J. (1996) *Concise Textbook of Clinical Psychiatry* (7th edn). Baltimore: Williams & Wilkins.
Langdon, R., Michie, P., Ward, P. B., et al (1997) Defective self and/or other mentalizing in schizophrenia: a cognitive neuropsychological approach. *Cognitive Neuropsychiatry*, 2, 167-193.
McCabe, R., Leudar, I. & Antaki, C. (2004) Do people with schizophrenia display theory of mind deficits in clinical interactions? *Psychological Medicine*, 34, 401-412.
Sass, L. A. & Parnas, J. (2003) Schizophrenia, consciousness and the self. *Schizophrenia Bulletin*, 29, 427-444.
Schiffman, J., Lam, C. W., Jiwatram, T., et al (2004) Perspective-taking deficits in people with schizophrenia spectrum disorders: a prospective investigation. *Psychological Medicine*, 34, 1581-1586.
Sims, A. (1995) *Symptoms in the Mind: An Introduction to Descriptive Psychopathology* (2nd edn). London: Saunders.
World Health Organization (1992). *The ICD-10 Classification of Mental and Behavioural*

Disorders: Clinical Descriptions and Diagnostic Guidelines (10th edn). Geneva: WHO.

第7章

意識の障害

　過去数十年間に，人間の意識全般の研究に対する科学的関心について相当のルネッサンスがあった（Edelman, 1989; Dennett, 1991; Damasio, 2000）。記述的臨床精神病理学という目的のためには，意識 consciousness とは自己と外界に気づいている状態であると簡潔に定義することが可能である。完全に覚醒している人でも意識の強度は相当に変動するものである。人が難しい実験を行っている時には意識水準は最も高いが，肘掛け椅子に座って新聞を読んでいる時には意識の強度はそれよりもはるかに低くなる。実際，単調に反復する信号を注視している人には，信号間に短期間の睡眠が生じることがある。これは本人には認識されないが，脳波上の変化によって明らかに示される。

　意識の障害を論じうるためには，その前にわれわれは注意 attention という，場合によっては混乱を招く問題を扱わなければならない。主体が内的あるいは外的出来事に注意を集中させる時には注意は能動的であり，同じ出来事が主体の意識的努力なしに主体の注意を引く時には注意は受動的である。能動的注意 active attention と受動的注意 passive attention は相互に関連している。なぜなら，主体が注意を集中すればするほど，主体の注意を転導させる（すなわち，受動的注意を作働させる）刺激は強くなければならないからである。

　能動的注意の障害は転導性 distractibility として現れ，患者はほとん

どすべての新しい刺激によって気が逸れ，新しい刺激に対する慣れは通常以上の時間がかかる。これは疲労，不安，重症うつ病，躁病，統合失調症，器質性状態で生じうる。異常な不安や病的不安では，不安にとらわれることにより能動的注意が困難になることがある。一方，器質性状態や妄想型統合失調症の中には，転導性が妄想的な心の状態の結果であるものがある。急性の統合失調症患者では，転導性が形式的思考障害の結果と見なされることがある。というのは，患者は（置換，圧縮，象徴使用によって外的対象と結びついている）周辺的な観念が思考の中に入らないようにすることができないため，無関係な外的対象が思考の中に取り込まれるからである。

　注意は個人の心のあり方によって影響されるが，心のあり方は，精神疾患がなければ，一般には硬直したものではなく，入力情報に応じて変更されるものである。しかし，健忘症候群では患者の思考と観察が硬直した構えによって支配されるため，知覚と理解が選択的注意によって影響される。

　意識の障害は知覚，注意，態度，思考，記銘，見当識の障害と関連している。それゆえに，意識障害のある患者は通常，環界に関する彼らの理解力と，彼らの社会的状況や外見，職業との間の乖離を示す。意識が障害されていることを示す，他の明らかな症状がない場合には，この理解力の欠如は認知症という誤診を生じさせるかもしれない。意識が障害されているかを調べる臨床検査は，日付，曜日，時刻，場所，その場所に滞在している期間などを患者に質問することである。言い換えれば，患者の見当識を検査し，見当識に障害があれば，器質性障害があるという「一応成立する事例 a prima facie case」が存在する。これが最近始まったものである場合には，意識障害を伴う急性器質性状態である。この原則に反する例外に慢性統合失調症患者がいる。たとえば彼らは長期間の入院によって無関心であったり，あるいはあらゆる接触を拒否したりして，失見当識があるように思われることがあるからである。統合失

調症患者は，入院歴の有無にかかわりなく，作業記憶と意味記憶の障害（Kuperberg & Heckers, 2000）を含む重大な記憶障害（McKenna ら，1990）を示すこともあることに注意を払っておくことが重要である。これらの障害が社会機能に重大な影響を及ぼすこともありうるからである。

急性疾患における失見当識は意識障害を強く示唆するが，この徴候を欠いているからといって，軽度の意識障害がある急性器質性状態が除外されるわけではない。知能と記憶の課題における成績が不良であること，時間の経過を評価できないこと，および脳波上の変化は，いずれも急性器質性状態を示唆することがある。

見当識は通常，時間，場所，人に関して記述される。意識が障害されると，それはこれら3つの側面でこの順で影響を与える傾向がある。時間的見当識 orientation in time は，周囲で起こっていることに対する持続的認識を維持し，時間経過の印となる出来事の意味を認識できることを要する。時間経過の印となる習慣的出来事がなくなると，きわめて容易に大なり小なり時間に関する見当識が失われる。見知らぬ土地で休暇を過ごしたことのある人や，数日間入院したことのある人であれば，誰でもこのことを体験している。場所的見当識 orientation for place は保たれやすいが，それは周りのものがなんらかの手がかりを与えてくれるからである。最も失われにくいのは人に関する見当識 orientation for person であるが，それはその人自身がその人を同定する情報を与えてくれるからである。

患者に時間的，場所的失見当識がある場合，慣習的に患者は錯乱している confused と呼ばれてきた。しかし，残念なことにこの言葉は，日常会話では「混乱」，「当惑」あるいは「困惑」という意味で使われている。実際，錯乱状態にあるほとんどの患者は困惑しているが，困惑は失見当識がなくても重度の不安や急性の統合失調症でも見られる。

意識の変化の仕方には，夢幻様，意識水準の低下，意識の狭縮という

3つの基本的なものがある。

意識の夢幻様変化 dream-like change of consciousness

　意識の夢幻様変化では意識水準のある程度の低下があるが，これはあらゆる入力刺激に対する閾値が上昇していることの主観的体験である。時間と場所に関する失見当識があるが，人に関する失見当識はない。この状態の際立った特徴はしばしば幻視が認められることであり，これは通常小動物幻視であって，恐怖あるいは恐慌すら伴うものである。患者は心的表象と知覚を区別することができないので，心的表象は知覚と同じ価値を持つようになる。予想されるように，思考は夢と同じように障害され，過度の置換，圧縮，象徴の誤用を示す。時に，こびと幻覚が生じ，それは快感を伴っている。要素幻聴がよく見られるが，持続的な声は稀であり，複雑幻聴は奇妙な断片的語句という形をとる。稀に意識の夢幻様変容に伴って幻声が生じることがあり，その場合，意識変容と幻視はしばしば数日以内に消失し，のちに意識変容がほとんどあるいはまったくない器質性幻覚症を残す。触覚，疼痛，電気の感じ，筋感覚および前庭感覚に関するその他の幻覚がしばしば見られる。患者は恐怖に陥り，しばしば他人の行動を脅しであると間違って解釈する。一例を挙げると，ある振戦せん妄患者は，それまでに暴行を受けた経験は一度もなかったのに，誰かが近づくと必ず「殴るな，殴らないで」と言ったのである。患者は通常落ち着きがなく，職業上の習慣的行為を行うことがある。これは「職業せん妄 occupational delirium」と呼ばれ，たとえば会計係が一連の長い計算書を作り出したり，バスの車掌が他の患者にバスの運賃を要求したりするといったようなものである。基底にある身体疾患が重症である場合には不眠が著しくなり，通常，意識障害は夜間に悪化する。

　以上，意識の夢幻様変容が目立った症状である急性せん妄を記述した

が，より軽症のせん妄が生じることもある。たとえば，日中は意識の全般的低下があって，思考は散乱し，錯乱を呈し，夜間には幻視と落ち着きのなさを伴うせん妄が生じるが，これは朝方には改善する。意識低下に加えて，ある程度の意識狭縮のために心が少数の観念，構え，幻覚に支配されることがある。こうした軽症のせん妄は「中毒性錯乱状態」と呼ばれてきたが，この用語は臨床家によってさまざまな意味で用いられているため，十分に満足のいくものではない。『ICD-10 精神および行動の障害の分類』(ICD-10; WHO, 1992) は，一連のせん妄状態についての，より標準化された用語法と臨床的記述を示し，認知症と比較して，急速な発症，変動する経過，および比較的短い持続期間（6カ月未満）を強調している。精神作用物質の使用に伴うせん妄状態は，ICD-10 では他の項目に分類されている。

　軽症のせん妄では見当識が安定していないため，自分の住所を言うことや入院中であると言うことはできても，実際は数マイルも離れている自宅が隣にあると述べ立てることがある。見当識は1日の24時間のうちでも変動することがあるので，午前中は理に適った十分な見当識を示しえても，夜間にはまったくの錯乱となることがある。こうした軽症のせん妄は健忘状態，昏眠，重度のせん妄，あるいはもうろう状態へと移行することがある（後述参照）。

意識水準の低下 lowering of consciousness

　意識水準が低下すると患者は心理的に麻痺し，幻覚，錯覚，妄想，落ち着きのなさを伴うことのない全般的な意識低下を示す。患者は無感情的で，全般的に緩慢化し，考えを明瞭に述べることができず，保続が見られることもある。この状態を表す用語として受け入れられているものはないが，「昏眠 torpor」と呼ぶのが最善であろう。過去においては，この意識のタイプは腸チフスや発疹チフスのような重症感染症によって

生じることがきわめて多かったが，今日では脳血管性アクシデント後の動脈硬化性脳疾患に見られることのほうが多い。病歴が明らかでない場合には，幻覚を伴わない知能の全般的欠陥が重度の認知症と誤診されることがあるが，数週間後に著しい部分的回復を示し，軽度の器質的欠損のみを残すことになる。

意識の狭縮 restriction of consciousness

　意識の狭縮があると，認識は患者の心を支配する少数の観念と構えに限られてしまう。ある程度の意識水準の低下があるが，一部の症例では患者はちょっとばかりぼんやりとしているようにしか見えないことがあり，何も知らされていない人が見ると患者が錯乱状態にあるとは気づかないことがある。時間と場所に関する失見当識が生じる。こうした患者の中には，行動が比較的まとまっていたり，あるいはまた徘徊したりする者もいるが，通常，ヒステリー性もうろう状態の患者とは異なり自身の身を守ることができない。

　「もうろう状態 twilight state」という用語は，病的に変化した意識の狭縮，意識の連続性における中断，そして比較的まとまった行動が見られる病態を記述したものである。この規準に厳密に従えば，最もよく見られるもうろう状態はてんかんによるものである。だが，本当の，あるいは見かけ上の意識狭縮が存在するあらゆる状態についてもうろう状態という用語が用いられてきたため，これまで記述されたものに単純もうろう状態，幻覚性もうろう状態，困惑性もうろう状態，興奮性もうろう状態，誇大的もうろう状態，精神運動性もうろう状態，分別もうろう状態という用語がある。

　ICD-10 はもうろう状態を解離性（転換性）障害の項目に含めており，器質的病因の基準を満たす場合には器質性精神障害に含めている（WHO, 1992）。Sims（1995）によれば，この用語は通常，突然の始ま

りと終わり，さまざまな持続期間，予期せぬ暴力的あるいは情動的行動の出現を特徴とする器質性状態を指している（Lishman, 1998）。

重度の不安では，患者は葛藤にとらわれるために環界に対する認識が不十分になり，気づいてみると過去1時間ほどの間に何が起こったか，ぼんやりとしかわからないことがある。このことが患者に，忘れることが問題の解決法となることを示唆することがあり，すると患者は問題の一時的な解決法として，自分が誰であるかとか過去の一切合切を「忘れてしまう」。無意識的動機によって起こるこうした意識狭縮は「ヒステリー性もうろう状態 hysterical twilight state」と呼ばれてきた。患者が問題から故意に逃げているように思われる例もあるため，ヒステリー性もうろう状態の患者の動機がどの程度に無意識的なものかどうかという判断が困難なことがある。

ある程度の記憶喪失を伴う徘徊状態は遁走 fugues とも呼ばれてきたが，すべての遁走がヒステリー性というわけではない。たとえば，うつ病患者の中には，自殺しようとして家を出て，決断できずに数日間徘徊したのち，帰途につく，あるいは警察に保護される者がいる。ヒステリー性遁走は，脳震盪を伴う頭部外傷の既往がある患者に見られることが多いように思われるが，その理由はおそらく，彼らが過去の脳震盪の体験から健忘というパターンをよく知っているために，健忘をヒステリー性症状として呈することができるからかもしれない。ICD-10 は解離性遁走 dissociative fugue を解離性（転換性）障害の項目に含めており，遁走の詐病を真の解離性遁走から鑑別することは困難なことがあると述べている（WHO, 1992）。遁走状態 fugue state の持続時間はさまざまであり，極端に長い期間持続するものもある。

1984年の映画『パリ，テキサス（Paris, Texas）』は，解離性遁走状態の男性を生き生きと描いている。この映画は脚本が Sam Shepard，監督が Wim Wenders であり，アメリカとメキシコの国境にある砂漠を4年間徘徊したのち，テキサスに再び姿を現す Travis という中年男性

の物語に焦点を当てている。Travis は無言で健忘があるように見えるにもかかわらず、なんとか兄弟の居場所を探し出し、徐々に再び社会に溶け込むようになる。この映画は解離性遁走状態の特徴を示すものとして貴重であり、またそのために生じうる諸問題を探究するうえで有用である。

■文　献

Damasio, A. (2000) *The Feeling of What Happens: Body, Emotion and the Making of Consciousness*. London: Vintage.
Dennett, D. (1991) *Consciousness Explained*. Boston: Little, Brown.
Edelman, G. (1989) *The Remembered Present*. New York: Basic Books.
Kuperberg, G. & Heckers, S. (2000) Schizophrenia and cognitive function. *Current Opinion in Neurobiology*, 10, 205-210.
Lishman, W. A. (1998) *Organic Psychiatry: The Psychological Consequences of Cerebral Disorder* (3rd edn). Oxford: Blackwell Science.
McKenna, P. J., Tamlyn, D., Lund, C. E., *et al* (1990). Amnesic syndrome in schizophrenia. *Psychological Medicine*, 20, 967-972.
Sims, A. (1995) *Symptoms in the Mind: An Introduction to Descriptive Psychopathology* (2nd edn). London: Saunders.
World Health Organization (1992) *The ICD-10 Classification of Mental and Behavioural Disorders: Clinical descriptions and diagnostic guidelines*. Geneva: WHO.

# 第8章

運動障害

　精神疾患は主観的あるいは他覚的な運動障害を伴うことがある。本章では主に他覚的な運動障害を取り扱う。しかし，主観的な運動障害も生じることに最初に触れておくことは重要であろう。

主観的運動障害 subjective motor disorders：
　運動行為の疎隔化 alienation of motor acts

　正常であれば，人は自分の行為は自分自身のものであり，また自分自身の制御下にあると体験する。しかし，疲労や中毒物質の影響により意識が混濁し，身体を制御するのが困難な時に，それを克服しようとしてとくに努力をしている場合を除けば，この自己制御感が意識の前景にあることは決してない。強迫観念と強迫行為では，その観念や行為の自己所属感は障害されていないが，患者はその強迫を意志に反して現れるものと体験する。それゆえに，ある随意的行為の自己所属感は保たれているが，その行為に対する自己制御感が失われているのである。
　統合失調症では，患者は観念，行動，感情に対する制御を失っているだけでなく，それらを外部のもの，あるいはなんらかの外的影響によって自分の意志に反して作られたものと体験する。この症状は被影響観念ないし被影響妄想 ideas or delusions of passivity として知られている。

患者はこうした外部からの制御を電波，X線，テレビ，魔術，催眠術，インターネットなどによるものと説明する二次妄想を発展させることがある。これは被影響妄想と記述しうる。被影響妄想には頭頂葉の形成異常が関与しているといういくつかの証拠があるが（Maruffら，2005），この関連性は，こうした現象の基礎にある正確な形成異常を解明するためのさらなる研究を必要としている。

重度の不安がある人の中には，明瞭に物事を考えることができない，あるいは通常の意志的活動を遂行できないと感じる者がいる。それゆえに，そうした人は自分が外部の影響に制御されている「かのように as if」感じることがある。考えることや考えたことを言葉にすることが困難なので，考えが外部の制御下にあると彼らは思っているという印象を与えることがある。それゆえに，こうした「かのような」体験を統合失調症患者に見られる真の被影響現象から区別することが困難なことがあるが，この区別は誤診を避けるためにはきわめて重要である。

運動障害の分類

運動障害を分類することは困難である。なぜなら，常同症のような明確な個別の運動徴候であれば，それを神経学的症状であるかのように取り扱うことが可能であるが，より複雑な行動パターンを分類することははるかに困難だからである。それでも，運動障害は次のように広く群別することが可能である。
・適応運動の障害
・非適応運動の障害
・運動言語の障害
・姿勢の障害
・複雑な異常行動パターン
・抗精神病薬による治療と関連した運動障害

適応運動の障害 disorders of adaptive movements

1. 表出運動の障害 disorders of expressive movements

　表出運動は一般に顔，腕，手，上部体幹を用いて行われる。表出運動の程度は情動とともに変化するが，情動表出の幅は文化によって千差万別であり，同じ文化の中でも人によって異なることがある（たとえば，身振りの使用は文化によってさまざまである）。うつ病の患者は表出運動の範囲が限定され，悲しげで，抑うつ的で，不安に見える。ほほ笑みによって自身の抑うつを隠そうとして，顔の表情の欠如と動きの減少を代償しようとする患者もいる。これは俗に「ほほ笑みうつ病 smiling depression」と呼ばれる。うつ病患者の中には泣く頻度が通常よりも増す者もいるが，逆に，とくに重度の抑うつ状態にある患者の中には，泣くことができず，「わっと泣く」ことができたらずっと気持ちが楽になるだろうと述べる者もいる。

　重症うつ病では全般性の精神運動性制止が見られることがあり，身振りを含むすべての身体的動きが減少あるいは欠如している。患者はゆっくりと歩き，荷物を背負っているかのように前屈みとなり，じっと座っている。一方，激越ないし不安うつ病では，患者は落ち着きがなく，怯えた様子であり，時に手を固く握りしめている。不安の重症度と興奮との間に直接的ないし一定の関係はない。というのは，ほとんど昏迷状態にある重症うつ病の患者の中にも，実は極度に不安になっている者がいるからである。

　統合失調症，とくに緊張病では表出運動も障害されていることがある。緊張病の患者は表情が硬くなり，同様に身体の表出運動も乏しくなる。眼だけが生きているように見え，それゆえ仮面をかぶって外界を見ているように見えることがある。脂ぎったように見える，平板で張った無表情な顔，いわゆる「あぶら顔 ointment face」は脳炎後パー

キンソニズムで生じる。一方，パーキンソン病における顔貌はこれに類似してはいるが，さほど脂ぎってはいない傾向がある。緊張病で見られる過度のしかめ顔 grimacing や顔面のゆがみ facial contortion は表出の障害であるが，常同症あるいは運動錯誤 parakinesia の結果と見なすのが最良である。緊張病では，口唇が「とがり口 snout spasm」(*Schnauzkrampf*) と呼ばれる筒状の形に突き出される。これは明らかに表出の障害であるが，常同姿勢と見なすのが最もよい。

躁病では表出運動が誇張される。患者は常になく爽快であり，大きくて大げさな身振りを用いる。時に，数秒間の一過性の抑うつが躁病性の過活動を中断することがある。これは情動易変性 emotional lability と呼ばれている。

恍惚 ecstasy や高揚 exaltation では，患者はうっとりした強烈な表情を浮かべており，落ち着きがなかったり過活動的で干渉的であったりすることはない。恍惚が極度のものである場合，患者はコミュニケーションができず，強烈な体験に完全に没頭している。恍惚状態がこれほど重度でない場合，患者は大げさに説教や講義をすることがある。恍惚は一部の精神病状態，統合失調症，てんかん，しかるべき宗教的訓練を受けた特定のパーソナリティで見られる。

2．反応運動の障害 disorders of reactive movements

反応運動 reactive movements とは，人が脅威に反応して身を引く時や，新奇な音の源のほうを向く時に生じるような，新たな刺激に対する即時的，自動的な順応である。この運動は一般に，環界に対する用心と適応という印象を与えるものであるので，こうした運動が減少あるいは消失している場合，患者は硬く，無反応に見え，その様子は表現しがたいものである。反応運動は通常，緊張病や昏迷では途絶（後述参照）によって影響され，そのため反応運動が消失するだけでなく，随意運動の途絶が生じることもあり，随意運動も硬くまとまりのないやり方で行わ

れる。パーキンソンニズムなどの神経学的障害によって反応運動の消失が生じることもある。重症の不安状態では反応運動が迅速かつ過剰である。

3. 目標指向性運動の障害 disorders of goal-directed movements

正常な随意運動 voluntary movements は，当人にとってなんら努力している感じなしに円滑に実行されるものである。随意運動はその人のパーソナリティと現在の気分状態の両方を反映したものである。うつ病で見られる精神運動制止は，主観的には，あらゆる行為が始めるのも行うのも普段よりはるかに困難になった感覚として体験される。比較的重度の精神運動制止では，動きは遅く，のろのろしたものとなる。ごく軽症の精神運動制止は注意深い観察によって初めて発見しうるものである。表情は乏しく，眉にしわを寄せ，視線を下に落とし（そのために「うつむく look downcast 訳注44)」と表現される），目の焦点は定まらない。激越うつ病の人は気がそれやすく，そのため自発運動を開始することが困難であり，複雑な運動パターンを最後までやり遂げられないことがある。個々の運動がいったん開始されれば，その遂行は迅速となる傾向がある。躁病の人は個々の活動を速やかに実行するが，全般的な行動パターンが一貫していない。

一部の精神疾患では随意運動の遂行が困難となることがある。うつ病における精神運動制止はあらゆる心的行為ならびに運動行為を緩徐化させる。緊張病では，途絶 blocking or obstruction （Sperrung 訳注45) とも呼ばれる）が運動行為に対して不規則な妨害を生じてしまう。心的活動に対する妨害は思考途絶（前述参照）としてすでに述べたが，ここで考

訳注44) 'Look downcast' には「うつむく」と「落胆したように見える」という2通りの意味がある。

訳注45) 途絶 sperrung［独］：もともと Kraepelin は緊張病での運動障害を表すのに用いた語だが，Bleuler はこれを統合失調症性の思考障害と同じような意味で用いた。

察するのは途絶が運動行為に与える影響である。精神運動制止はブレーキを一定に効かせることによって生じる，車の一定した減速にたとえられ，他方，途絶は回転している車輪のスポークの間に棒を差し込む作用にたとえられる。

　途絶がある患者は，ある時点では行為を始めることができなくても，わずか後には難なくそれを行えることがある。しばしば患者は，身体の一部を動かすよう言われて運動を始めるものの，途中で止まってしまう。時に，随意行為が途絶に打ち克って，いくぶん急速に行われるが，それはあたかも途絶が戻ってくる前に終わらせなければならないかのようである。先に指摘したように，途絶が習慣的運動と反応運動に影響を与えることがあり，患者は危険にさらされても身を守らず，ハエが顔の上に止まっても追い払わず，話しかけられても話し手のほうを振り向くこともない。途絶は緊張病でよく見られ，この病態を特徴づけている硬くぎこちない動きの原因の一部となっている。途絶に伴う筋緊張は正常のこともあれば，亢進していることも，逆に低下していることもある。途絶を克服するのに要する努力は，筋の緊張にも障害されている筋群にも関連していないので，途絶は末梢性の要因に依存しているのではなく，行為自体を実行することの問題のように思われる。このことは，最後の最後になって初めて要求に反応する傾向として明らかになることもある。たとえば，診察者が患者に質問をしても返答がなく，診察者が向きを変えようとする，まさにその時になって患者は答えるのである。

　自発運動と反応運動の完全な途絶は時折でしかなく，途絶が軽度である場合には，緊張病患者の運動活動は硬く，ぎこちなく見える。途絶がこれより重度になると無動症 akinesia が生じ，きわめて顕著になると昏迷が生じる。精神運動抑制型のうつ病における重度の精神運動制止も昏迷を生じることがある。昏迷のさまざまな形態については後述する（157〜159ページ参照）。

　目標指向性運動の遂行における個々の変異が際立つと，目標指向性が

いまだ明らかであっても，運動は奇妙でぎこちなくなることがある。1つの目標指向性運動行為の異常で反復的な遂行，あるいはまたある適応的姿勢の異常な変形の維持は「衒奇症 mannerism」と呼ばれる。この徴候の例としては，握手する，挨拶する，筆記する際の異常な手の動きが挙げられる。他の例としては，服装，髪型，筆記の独特さがある。言葉の奇妙な使い方，大げさな表情，状況全体に関与していない動きと姿勢も衒奇症と見なしうるものである。ドイツの著者の中には，*Bizarreries* という語を衒奇症の同義語として用いた者もいれば，目的も目標も見いだしえないグロテスクな歪んだ動きと姿勢と定義した者もいる。しかしながら，衒奇症と常同症を区別することは，時に困難であることを指摘しておかなければならない（155ページ参照）。

　衒奇症はさまざまな精神障害の人や神経学的障害に見られるとともに，精神疾患のない人にも見られるものである。精神病のない人の場合，衒奇症は人の目を引きたいという欲求がある人に生じることもあれば，おそらく自信欠乏に伴う，運動行動に対するコントロールの欠如を反映していることもある（たとえば，人前で話す時，髪を指にからませる傾向）。このことは青年期に衒奇症が頻繁に出現することを説明している。というのは，10代の若者は不安で，自信がなく，未熟で，いかに振る舞えばよいか確信を持てないでいるからである。統合失調症では，衒奇症は妄想観念に起因することもあれば，緊張病性運動障害の表現のことも，あるいは「拒絶症」の表れのこともある。

　衒奇症は統合失調症，あるいはまた他のいかなる精神疾患もしくは障害の診断を決定するものでもない。衒奇症が見られる場合は，それを臨床像全体の一症状と見なさなければ，その診断的意義を評価することはできない。

非適応運動の障害 disorders of non-adaptive movements

1. 自生的運動 spontaneous movements

　精神疾患のない人でもほとんどの人は，目標指向性のない，不安にかられると頻繁になりがちな，運動性の癖を持っているものである。こうした癖の例に，頭をかく，鼻を撫でる・触る・つまむ，顔を撫でる・かく・触る，口を手で覆う，せき払いをするなどがある。これらの行為は，元々は明らかに目標指向性のものであったが，のちに自生的な，いかなる目標にも向けられていないものとなったのである。動物は，通常ある一定の複雑な刺激によって生じる正常な行動パターンが妨げられた場合，非適応的な別の運動パターンを遂行することがある。これは「置き換え活動 displacement activity」と呼ばれる。ここで述べている「正常」な運動性の癖は，人が欲求不満である時や行動パターンの選択に自信がない時に生じる傾向があるので，置き換え行為と見なすことができよう。

　チック tics とは，突然起こる不随意的な小筋群の引きつりであり，通常は表出運動あるいは防衛反射の名残である。顔面に症状が出現することが多く，まばたきや，額，鼻，口をゆがめる動きという形のものが多いが，咳払いや肩の引きつりもある。チックを心因性に規定された運動性の癖であると見なす精神科医もいれば，患者にチックを生じる体質的素因があり，これが情動的緊張によって明るみに出されると考える精神科医もいる。明らかな身体的基盤を有しているチックの例もある。たとえば，脳炎後にチックが生じることもあれば，捻転ジストニア，ハンチントン舞踏病，あるいはトゥレット症候群の初発症状である場合もある。

　静止時振戦 static tremor とは安静時に手，頭部，上半身に生じるものであるが，強い不安や恐怖に襲われている人に生じる傾向のある，

「正常な」自生的運動のいま1つの例である。不安を感じているすべての人に顕著な振戦が現れるわけではないので，おそらく振戦を生じる先天的素因があるのだろう。他のあらゆる心因性症状と同様に，振戦も転換性障害として生じることがある。静止時振戦は家族性のこともあり，加齢とともに悪化する傾向がある。かなり著しい手の静止時振戦があっても，こうした人は通常，随意運動を正確に行うことができる。静止時振戦はパーキンソニズム，アルコール依存症候群，甲状腺中毒症でも生じる。器質性振戦は日によって強度が異なり，情動的障害によって悪化する。それゆえに，振戦が一定せず心理的葛藤によって強まるからといって，振戦がもっぱら，あるいは基本的に心因性であるというわけではない。企図振戦 intention tremor とは，随意運動がその目標に届こうとする際に生じるものであり，小脳障害と関連があり，多発性硬化症で見られることがある。

痙性斜頸 spasmodic torticollis とは頸部の筋群，とくに胸鎖乳突筋のれん縮であり，これによって頭部がれん縮した筋肉と同側に引っ張られ，顔が反対側へと捻れるものである。最初の頃はれん縮は数分間持続するだけであるが，次第に増強してきて，最後には頸部は永続的に捻れたままとなる。患者は顎を手で押さえることによって頭部の運動を防ごうとすることがある。

舞踏病 chorea とは，表出運動や反応運動の断片に類似した急激な運動が突発するものである。ハンチントン舞踏病では，患者は舞踏病による運動を随意運動や習慣運動に変えることによって隠そうとすることがある。たとえば，腕の突然で急激な動きに続いて，後ろ頭の髪をなで下ろす動作を行う。この疾患が相当に進行しているのでなければ，これは正常範囲内の落ち着きのなさや過活動と間違われるかもしれない。

ハンチントン舞踏病 Huntington's chorea では，顔，上部体幹，腕に最も多く，粗大で急激な運動が生じる。鼻を鳴らし，すすることもしばしば起こる。シデナム舞踏病 Sydenham's chorea では，運動はハ

ンチントン舞踏病ほど急激に起こるものではでなく，その動きもややゆっくりとしたものである。腕と顔が冒され，脊椎と腹壁の運動によって呼吸が困難になるため，呼吸はしばしば不規則となる。通常は広範な筋緊張低下が，また時に反射低下が見られ，さらに腱反射中に生じる筋収縮の延長が見られることも稀ではない（ゴードン現象 Gordon's phenomenon[訳注46]）。アテトーゼ athetosis では，自生運動が緩慢で捻ったりくねったりし，それによって身体，とくに両手の奇妙な姿勢が生じる。

統合失調症患者に異常な不随意運動が出現することがますます認識されるようになり，研究の対象となっている。多くの不随意運動は抗精神病薬による治療と関連しているが（Owens, 1999; Gervin & Barnes, 2000）（後述参照），一方，薬物投与が行われる前の初回エピソード統合失調症患者に神経機能障害と異常な不随意運動が比較的よく見られるという証拠が増加している。たとえば Browne ら（2000）は，抗精神病薬を投与されたことがない初回エピソードの統合失調症あるいは統合失調症様障害の患者の大多数に神経機能障害を示す有意な証拠があり，それは初診時に見られた混合性の利き手とも関連していることを見いだした。神経学的ソフト徴候（たとえば，運動徴候や皮質徴候）の一部は状態マーカーであり，精神症状の改善とともに改善することがある一方，他の徴候（「ハード」徴候）の中には，より素因様で静的な特徴を示し，統合失調症の神経発達的基盤に合致していると思われるものもある（Whitty ら，2003）。Gervin ら（1998）も初回エピソードの統合失調症あるいは統合失調症様障害の患者を研究し，11.4％に軽度の口顔面不随意運動があり，7.6％に遅発性ジスキネジア tardive dyskinesia（通常は口，舌，顔面筋の，反復性の無目的な動き）があることを見いだした。

訳注46) Alfred Gordon（1874〜1953）：アメリカの神経病理学者。

舞踏病運動やアテトーゼ運動は時には緊張病でも見られる。運動錯誤性緊張病 parakinetic catatonia の患者はほとんど一定した動きをしており，しかめ顔や誇張されたほほ笑みを浮かべている。患者は簡単な質問には答えられることがあり，単純な決まった作業であれば行えることもある。そのほほ笑みと筋硬直がないことによって破瓜型統合失調症と誤診されかねない例もある。緊張病患者の中には，指を絡ませる，あるいは衣服の布地をこねたりいじったりするものもいる。この徴候が一種の局在性の運動錯誤であるのか，それとも常同症であるのかを判別することは困難である。

　先に述べたように，常同運動 stereotyped movement とは一様な方法で行われる非目標指向性の反復行為のことである。常同症 stereotypy は単純な運動のこともあれば，常同的ないし反復的な発語のこともある。常同症の中に目標指向性運動の名残を認めることが可能なことがある。常同言語の例ではその内容が了解可能なことがある。たとえば，ある緊張病の女性は「Eesa marider」という言葉をつぶやき続けたが，これは「He is a married man（彼は既婚男性だ）」が崩れたものであろうと思われた。彼女が発病したのは，彼女を妊娠させた婚約者が既婚者であることを知った時だったのである。フロイト派の概念や共感心理学を用いれば，常同症の内容に対する説明を作り出すことが可能かもしれない。しかし，症状の内容を説明することは必ずしも症状の形式を説明することではない。

　言語性常同症あるいは反復言語は表出失語でも見られるものである。たとえば，神経学者 Hughlings Jackson の患者の1人は，けんかで重症の頭部外傷を負ったのちに表出失語が生じ，それ以後「私を守ってほしい」としか言えなかった。これは，緊張病の症状と徴候が神経学的障害の症状と徴候に類似しているいま1つの例である。

2. 異常な誘発運動 abnormal induced movements

　異常な誘発運動の中には，患者の側の過度な従順の結果と見なしうるものもあれば，周囲に対する拒絶を示していると解釈されうるものもある。自動服従 automatic obedience では，患者は指示をされると，それがどんな結果をもたらすものであっても，すべての指示を実行する。Emil Kraepelin はこのことを実証するため，患者に舌を出すよう指示し，その舌を針で突いてみたが，自動服従の患者たちは舌を出すたびに針で舌を突かれても，指示されると舌を出し続けたのである。従来，この現象を示す用語に関していささかの混乱があった。精神科医の中には，「命令自動症 command automatism」という語を自動服従の同義語として用いた者もいれば，自動服従，蝋屈症，反響言語，反響動作を特徴とする1つの症候群を示すものとして用いた者もいた。自動服従は緊張病で最もよく見られるが，認知症でも時に見られる。

　反響動作 echopraxia の患者は，手を叩く，指を鳴らすなどといった，目にした単純な行為を模倣する。反響言語 echolalia とは，自分に向かって言われた言葉の一部または全部をおうむ返しに繰り返すことである。反響言語の患者は，言葉の意味を理解しているか否かにかかわらず言葉をおうむ返しに繰り返すため，知らない外国語の単語や語句を反唱することもある。小児の反響会話 echo speech は自発的な発話が出てくるようになると抑制される条件反射であることが示唆されている。それゆえに，反響言語は［訳者注：抑制されていた］小児の会話パターンに脱抑制が生じた結果であると見なすこともできよう。子どもを含む一部の人は，自分に向かって言われた言葉の最後を繰り返すことがある。

　統合失調症患者の反響動作を研究した Chapman と McGhie（1964）によれば，反響動作は通常，患者が誰か別の人を見ている時に生じるが，別の人に関する記憶表象の中の行動を真似ていると報告した患者が2人いたという。反響動作が完全に自動的なものと思われた患者もいたが，ある患者はどの人を模倣すべきか自分で決めているように思われ

た。

　常同症は自生的な異常運動であるが，保続 perseveration はすでにその目的を果たし終えた目標指向性行為が無意味に繰り返されるものであるから，誘発された運動である。たとえば，患者は舌を出すよう指示されると舌を出し，舌を引っ込めるよう指示されると舌を引っ込めるが，その後も舌を出したり，引っ込めたりを続けるのである。保続が会話に生じると，患者はある単語や語句の先に進むことができず，その言葉を繰り返し続けたり，別の質問に対してもその言葉を繰り返したりするので，保続はさらに明白である。語間代 logoclonia と同語反復 palilalia は保続の特殊形態である。同語反復とは保続された言葉をその頻度を次第に増しつつ繰り返すものである。語間代とは最後の言葉の最後の音節が繰り返されるものであり，たとえば患者は「今日は元気です，です，です，です，です」訳注47) と言う。同語反復と語間代は器質性脳障害に生じ，統合失調症でも生じる。保続は緊張病や器質性脳障害で見いだされる。

　Freeman と Gathercole（1966）は統合失調症，脳動脈硬化性認知症および老年期認知症における保続を研究し，次の3つのタイプの保続を記述した。

- 強迫反復 compulsive repetition：別の指示を受けるまで行為が繰り返される。
- 切り替えの障害 impairment of switching：新たな課題を与えられた後も繰り返しが持続する。
- 観念形成保続 ideational perseveration：質問に対する返事のあいだ中，同じ語句を繰り返す。

　これら3つのタイプの保続は，いずれもが統合失調症と認知症で見いだされたが，強迫反復は統合失調症患者により多く，切り替えの障害は

訳注47）原文は 'I am well today-ay-ay-ay-ay-ay' となっているが，訳文では日本語例に置き換えて上記のように訳出した。

認知症患者により多かったという。観念形成保続は両群で同程度に見られたという。

　強制握り forced grasping は緊張病に最もよく見られるが，認知症にも見られる。強制握りは次の方法で示される。診察者が患者に手を出すと，患者はその手を握る（拒絶症の場合を除く）。次に診察者は患者に対し，以後手を出しても，その手に触らないよう説明する。そののちに，数分間患者と話し，次いで患者に手を差し出す。強制握りが存在する場合，患者は診察者の手を握る。診察者の手に触らないよう頻回に指示を与えても，患者はそうし続ける。握り反射 grasp reflex はこれとは異なっており，患者は手のうちに置かれたすべての物を自動的に握ってしまう。時にこの反射は，手掌の上に置かれた物を引くことによって初めて起こることがある。完全に意識清明な患者で握り反射が一側性に見られる場合には，それは反対側の前頭葉病変を示しているが，握り反射が両側性である場合や意識混濁の下で生じる場合には，それは大脳皮質の広範な障害を示唆しており，その障害は可逆性のことも非可逆性のこともある。手掌を刺激した物を手探りで追おうとする患者もいる。診察者が患者の手掌を素早く触り，次いで指を一定の速さで引っ込めると，鉄片が磁石の後を追うように，患者の手が医師の指の後を追う。この徴候は「磁石反応 magnetic reaction」と呼ばれ，緊張病や器質性脳障害で生じることがある。

　協同 co-operation （*Mitmachen*）とは，患者があらゆる動きに抵抗するように指示されていても，患者側のなんらの抵抗も受けずに身体をいかなる体位にもさせうることである。診察者が身体から手を放すと，動かされた身体部分は元の静止していた位置に戻る。この障害は緊張病と脳を侵す神経疾患で見いだされる。追従 *Mitgehen* とは協同の非常に極端な形態と見なすことができるものであり，診察者がごくわずかに押しただけでも，患者がその方向に身体を動かす。たとえば，診察者が人差し指を患者の腕の下に当てて軽く押すと，腕は押された方向へと上が

る。押すのを止めると，腕は元の位置に戻る。立っている患者の後頭部を軽く押すと，首が曲がり，体幹が前傾する。さらに押し続けると，患者は前向きに倒れる。この徴候は通常，強制握り，反響言語，反響動作を伴っている一部の緊張病患者で見られる。追従を引き起こすのに要する力はほんのわずかであるが，協同では動きを生じさせるためには診察者側の中程度の力が必要である。追従や協同の有無を調べる際は，あらゆるタイプの異常な服従を明らかにする場合にそうであるように，動かそうとする診察者の力に抵抗することが求められていることを患者が理解していなければならない。

　緊張病患者の中には，診察者が加えている力と同じ強さの力であらゆる受動的運動に抵抗する者がいる。これは抵抗症 *Gegenhalten*（opposition）と呼ばれている。受動的運動がごく軽く行われると，抵抗症は明らかにならないことが多く，診察者が強力に受動的運動を引き起こそうと試みると初めて抵抗症が出現することがある。

　拒絶症 negativism は抵抗症が強まったものと見なすことができる。しばしば拒絶症という語は敵意，動機づけられた拒否，協力しないことを記述するのに用いられているが，これらの現象は目標指向性のもののこともあり，真の「拒絶症」ではない。重症の激越性の抑うつや不安のある患者や精神病の患者は一般に恐怖にかられており，人と関わることを避けようとするが，こうした行動を拒絶症的と記述することは不正確である。拒絶症とはあらゆる干渉に対する，動機がないように思われる抵抗であり，言語化された防衛的態度を伴うことも伴わないこともある。拒絶症は緊張病，重度の学習能力低下（精神遅滞），認知症に見いだされる。拒絶症が受動的なものであれば，あらゆる干渉に抵抗し，指示は実行されない。拒絶症が能動的拒絶症あるいは命令拒絶症 command negativism として現れる場合には，患者は反射的に，するように言われたことの正反対のことをする。拒絶的な患者の中には怒っており，苛立っているように見える者もいれば，感情が鈍麻し，無関心な

者もいる。拒絶症はある程度環境に左右されるものであり、そのため、時に拒絶的行動に特別な対象が存在することがある。たとえば、患者仲間は精神医療従事者よりもはるかに拒絶的反応を引き起こしにくいものである。

　両価傾向 ambitendency は拒絶症の軽症形態と見なすことも，途絶の結果と見なすこともできる。患者は随意的行為を行うよう期待されている時でも，一連のためらいがちな動きをするだけで，意図された目標に到達しない。たとえば，診察者が握手しようとして手を差し出すと，患者は診察者の手のほうへ右手を動かしては止め，また動かし始めては止めることを繰り返し，とうとう触れずじまいに手を静止させてしまう。患者は身体を動かすことに関する葛藤があるように見えることから，こうした行動に対する2つの対立傾向の存在は両価性 ambivalence の一形態と考えることも可能である。しかし，拒絶症の患者に注意深く接近し，その信頼を得るように努めている時に両価傾向はしばしば認められるものであるので，両価傾向は拒絶症的態度が部分的に崩壊した結果と見なすことも可能である。反対に，両価傾向を有する拒絶症の患者の信頼を得る努力がまったくなされなければ，両価傾向は消失し，拒絶症がより明らかになってくる。著しい途絶のある患者は，途絶がすべての動きを阻止してしまう前に，一連のためらいがちな動きをすることがある。通常こうした場合，途絶が絶対的なものとなった時に到達していた体位が短時間保たれる。言い換えれば，途絶に続いて姿勢の保続 perseveration of posture が生じるのであるが，こうしたことは拒絶症に基づく両価傾向では生じない。

精神障害における運動性言語障害
motor speech disturbances

　精神病で見いだされる運動性言語障害のほとんどについては，他の運

動徴候の特殊例としてすでに言及してきた。やや繰り返しになるが，精神病で見いだされる運動性言語障害をここで要約しておく。

1. 会話に対する態度

拒絶症のある患者は話しかけようとする一切の試みから目をそむけようとする傾向があるが，一方で統合失調症患者は，集中力低下のために会話を続けることが困難であると体験することがある。統合失調症患者の中には，持続的な幻聴があるため，話しかけられていることに注意を向けることが極端に困難な者もいる。緊張病やパラフレニーの患者の中には，持続的につぶやいていて幻声と話しているように見える者もいる。緊張病患者の中には，診察者が話しかけると診察者のほうを向き，一言もしゃべらずに無表情な顔で診察者を見つめるだけの者もいる。中にはぽかんとした表情で診察者のほうを向いて，まともな質問であろうがなかろうが，あらゆる質問に返答する者もいる。こうした患者は的はずし応答をすることもある。

2. 会話の流れ flow of speech

躁病や統合失調症の患者は談話心迫を示すことがある。空想的妄想のある患者は，その空想的体験を語る際にはきわめて多弁になり，会話は非常に混乱したものとなることがある。統合失調症患者の中には，いったん話しかけられるといつまでも話すのを止めず，しばしば診察者と会話をしているというよりも，むしろ診察者に説教や講義をしているような者もいる。

緊張病における会話の質は，運動失語の場合のように奇妙で誇張されたものである。あたかも患者がその言語を知っていないかのように，患者は発音することがある。また，普通でない抑揚を示す，裏声で話す，スタッカートがある，あるいは鼻声で話す患者もいる。少数ながら統合失調症患者の中には，決してささやき声より大きな声で話さない，ある

いは奇妙な押し殺した声（*Wurgstimme*[訳注48]）で話す者もいる。これは衒奇症あるいは妄想の結果であるかもしれない。

3. 衒奇症 mannerism と常同症 stereotypy

　前節で挙げた強勢，抑揚，律動の障害は衒奇症であるが，発音の衒奇症というのもある。数個の単語だけが誤って発音されることもあれば，大部分の単語が変形され，錯語 paraphasia に似てくることもある。言語常同症 verbal stereotypy とは語や句が反復されることである。これは自発的に産出されることもあれば，質問によって引き起こされることもある。語唱 verbigeration では，1つあるいは複数の文，あるいは断片化した語のつながりが持続的に反復される。例をあげると，Kraepelin の患者の1人は次の文を3時間繰り返し言い続けたとのことである。「エミリー，キスして。よくなりたい，挨拶すればなんともなくなる。勇敢で美しくなりたい，早く家に帰れるようにママについていく。手紙は私宛てだった，私に届くよう気をつけて」。

　時に語唱では，患者は理解不能なジャルゴンのつながりを発するが，その中に常同症が認められることがある。通常，声の調子は単調である。語唱は必ずしも自発的なものではなく，質問に対する返答として発されることもある。これは統合失調言語 schizophasia（言語錯乱 speech confusion）とはまったく異なるものであり，後者でははなはだしい思考障害が存在しているが，話し方は抑揚なども保たれており，正常である。

4. 保続 perseveration

　言語性保続 verbal perseveration は Freeman と Gathercole（1966）（上記参照）が概略を述べた3つのタイプのいずれにも属しうる。実際

訳注48）Wurgstimme［独］：wurgen=首を絞める，stimme=声。

の言葉ではなく主題の保続が存在する例もあり，これは切り替えの障害と見なすことが可能である。また別の例では構えないし態度の保続があり，患者はそれ以前の構えから解放されることができないため，新しい問題を解決することができない。言語性保続は統合失調症と器質性状態で生じうる。

5. 反響言語 echolalia

先に指摘したように，Stengel（1947）によれば反響反応はコミュニケーションを行いたいが永続的あるいは一過性の受容性言語障害と表出性言語障害を有している人に生じる傾向がある。緊張病患者の中には，質問内容を別の言葉で真似ることによって質問に応答する者もいる。これは「反響語症 echologia」と呼ばれている。

姿勢の障害 disorders of posture

人によっては，異常な姿勢が自己顕示的行動として生じる。普通でない姿勢が精神的問題のある青年や過度に不安性のパーソナリティの人における神経質的な習慣に起因することもある。衒奇的姿勢 manneristic posture とは，正常な姿勢が誇張された，堅く維持されることはない，奇妙で大仰な姿勢である。一方，常同姿勢 stereotyped posture は堅く維持される，異常で非適応的な姿勢である。姿勢の衒奇症がどの時点で常同症になるのかを正確に決定することは困難である。衒奇的姿勢が統合失調症患者に生じることがあるが，その場合，その姿勢は妄想的構えや緊張病に関連しているかもしれない。衒奇的なものか常同的なものかを厳密に決定できない姿勢もあるが，たとえば緊張病患者が頭部と体幹を両側の腰関節を通る垂直面に直角にねじって座っている時のように，多くの常同姿勢は明白にわかるものである。頭を枕から数インチ上げて横たわり（いわゆる心理枕 psychological pillow），この姿勢を何時間

も保つ緊張病患者もいる。これは常同姿勢であり，認知症にも認められる。

　姿勢の保続 perseveration of posture では，患者は偶発的に生じた，あるいは診察者にとらされた姿勢を長い時間維持する傾向がある。診察者が患者の身体を奇妙で居心地の悪い姿勢にさせても，患者はされるがままに身を任せ，その姿勢を最低1分，通常はそれ以上の時間，維持する。時に，診察者が患者の身体を動かすと，柔らかい蝋燭を曲げるのに似た可塑性のある抵抗感があり，その受動的運動が止まると最後の姿勢が維持される。これは蝋屈症 waxy flexibility（*flexibilitas cerea*）と呼ばれている。姿勢の保続の多くの例では受動的運動に対する抵抗はないが，診察者が身体から手を放すと，身体を異常な姿勢に固定していた筋が収縮するのを感じることができる。これは蝋屈症ではなく，姿勢の保続ないしカタレプシー catalepsy と呼ぶべきである。

　一部の患者ではカタレプシーは次の方法で誘発される。すなわち，まず患者の腕を安楽な位置に置き，この状態が維持されるなら，腕を少しずつ，より居心地の悪い位置に動かしていくと，患者は最終的にきわめて奇妙な姿勢となってしまう。こうした緩やかな受動的運動によってカタレプシーが明らかにならない場合，腕や脚を奇妙な居心地の悪い位置へと，より力強く動かすことによってカタレプシーを引き起こすことができる。

　患者には最初に，身体を診察者にとらされる位置のままにしておく義務はないことを必ず告げておかなければならない。というのも，それを言っておかなければ，患者は検査の一部としてその姿勢を維持することになっていると考えるかもしれないからである。1つの方法は手首を持って患者の腕を持ち上げ，脈拍を測定することである。腕から手を離した時に腕が静止位置に戻らなくなる場合にはカタレプシーが存在する。なぜならカタレプシーのない人であれば，診察者が脈拍を測定し終えれば腕を降ろしてよいことが当然のこととしてわかるからである。

カタレプシーは無言の，昏迷にある緊張病状態にしばしば生じるが，軽度の無動症 akinesia 状態でも見られる。時にはカタレプシーは途絶と同時に生じる。この場合，途絶が止むと，患者は行為のカタレプシーの途中で，身体を宙ぶらりんの位置のままししばらく維持することになる。カタレプシーは通常1分以上続き，身体が静止位置へとゆっくりと戻ることによって終わる。カタレプシーはしばしばきわめて易変的であり，1日ぐらい消失したのちに再び出現することもある。蝋屈症とカタレプシーは緊張病で生じるが，中脳を侵す脳炎，血管障害，新生物などの病態でも見られる。

異常な複雑行動パターン
abnormal complex patterns of behaviour

1. 非目標指向性の異常な行動パターン
non-goal-directed abnormal patterns of behaviour

このタイプの行動パターンとして重要なものに昏迷 stupor と興奮 excitement がある。これらは劇的なほど相反する行動パターンであるが，しばしば同じ精神障害で出現する。

a. 昏迷 stupor

昏迷とは外部刺激に対する反応のない，大なり小なり活動性が完全に喪失した状態であり，減動症 hypokinesia の極端な形態と見なすことができる。精神運動性制止と途絶が活動性の全般的緩徐化を生じることがあり，これらの障害がより重度になるにつれて患者の病態は昏迷に近づいていく。完全な昏迷の患者は無言であるが，亜昏迷状態の患者は質問に対して単音節を呟くことで短い応答をすることがある。昏迷はショック状態，解離性ないし転換性障害，うつ病，精神病，緊張病，器質性脳疾患で見られる。

心因性昏迷 psychogenic stupor は，戦時中の爆撃の最中に生じるような重症の心理的ショックという状況で生じることがある。患者はいわば「恐怖で麻痺」しており，危険から退却することができない。これほど重度でない場合，患者はほぼ無言であってもまったく動きがないというわけではなく，時にきわめて当惑した様子で狭い場所の中をゆっくりと歩き回ることもある。

　第3脳室，視床，および中脳を侵す占拠性病変は昏迷状態を生じるが，患者は開眼しており，覚醒しているように見え，痛み刺激に対し軽度の反応を示すのみで，非協力的である。これはこれまで無動無言症 akinetic mutism と呼ばれてきたが，患者には意識レベルの全般的低下があり，新しい記憶を記銘できず，回復した場合はそのエピソードに関する全健忘があるので，この語は混乱を招くものである。

　昏迷はてんかんでも生じることがあり，この場合，脳波（EEG）上の持続性てんかん発射や，こうした発射の反復性群発が存在する。患者の中には反復性の緊張病性昏迷を呈し，脳波は持続性の棘・徐波複合を示す者もいる。これは「小発作重積状態 petit mal status」と呼ばれており，てんかん発作重積状態 status epilepticus の特殊型と考えられている。ギエッシングの周期性緊張病 Gjessing's periodic catatonia では，反応相中に脳波上きわめて遅い徐波（たとえば，2c/s）が見られる。

　昏迷はうつ病と急性多形性精神病性障害でも生じるが，昏迷を生じる機能性精神病として最もよく見られるものは緊張型統合失調症である。稀にではあるが，緊張病性昏迷 catatonic stupor の患者で純粋無動症とすべての筋の弛緩が見られることがある。通常，筋緊張は持続的に亢進しているか，あるいは経時的に変化し，途絶と関連している。時に，患者が木でできているかのように思われるほど筋緊張が著明なことがある。緊張病性昏迷における筋緊張は通常，額の筋と咬筋において亢進している。とがり口 snout spasm (*Schnauzkrampf*) が時に見られる。胸鎖乳突筋が通常収縮しており，心理枕を生じる。対抗すなわち反応性

筋緊張が生じることがある。筋緊張亢進あるいは反応性筋緊張は通常，前頸筋，咬筋，口周囲の筋および四肢の近位筋に最も顕著である。緊張は持続的に亢進していることもあれば，消失したのちに再出現することもあり，その再出現までの期間はさまざまである。ごく稀にであるが，1つの筋群だけで緊張が著しく亢進し，他のすべての筋が弛緩していることがある。顔は通常硬く無表情であり，能面の表情を生じるが，しばしば両眼だけは生き生きとしており，表情の欠如と対照をなしている。通常，感情負荷を伴う質問に対する情動反応はなく，そのため患者はつらい個人的質問をされても動じない。原則として痛み刺激に対する反応はなく，患者は生命に脅威を与えるものにも応答しない。カタレプシーが存在することもある。尿失禁がよく見られ，便失禁が生じることもある。

　うつ病性昏迷の患者は抑うつ的に見え，家族問題など感情負荷を伴う話題に触れられると，さらに抑うつ的になる。時に，不安と当惑の表情をしている。カタレプシー，途絶，常同症，筋緊張の変化，尿・便失禁は生じない。

　緊張病性昏迷とうつ病性昏迷を区別することが困難なことがある。緊張病性昏迷で目立つ症状は，能面のごとき表情，筋緊張の変化，カタレプシー，常同症，尿失禁である。これとは対照的に，うつ病性昏迷では抑うつ的な表情，正常な筋緊張，情動刺激に対する反応が見られ，失禁は見られない。昏迷が急速に生じつつある場合，神経学的障害の可能性が見落とされてならない。診断を確定するには脳波，頭部CTを必要とし，腰椎穿刺を要することもある。

b．興奮 excitement

　興奮は昏迷の反対のように見えるが，しばしば同じ精神疾患で見られる。興奮がなんらかの他の心理的異常による二次的なものとして了解可能な場合もある。たとえば，妄想型統合失調症では，幻声の強度が突然

に増したことから興奮が生じることがある。自己顕示性パーソナリティでは，興奮は注目を集めたいという欲求に動機づけられていることもあれば，患者の問題の解決を周囲に押しつけるという目的があることもある。躁病では，興奮は高揚した気分の当然の結果として了解可能である。しかし，興奮の中には緊張病状態や器質性脳疾患で生じるもののように，なんらかの他の心理的異常から生じるものとしては了解不能なものもある。

　心因性の興奮 psychogenic excitement は急性反応のこともあれば目標指向性の反応のこともある。素因がある人は中等度にストレスフルな状況に反応して意味のない暴力を振るうことがある。こうした無秩序な落ち着きのなさは重度のストレッサー（たとえば，地震）という状況の中で生じることもあるが，素因がある特定の人〔たとえば，学習能力低下（精神遅滞）がある人の一部〕では，さほど重度でないストレスによって生じることもある。目標指向性の心因反応では，興奮が注意を惹こうとする行動の一部であることがある。こうした患者は幻視を訴えることがあるが，統合失調症の明らかな徴候は一切示さない。

　興奮は中等度のうつ病患者に見られることがあり，その場合，興奮はやや機械的な形態となる（たとえば，患者は落ち着きなく歩き回る）。重度の激越うつ病では，患者は身体を前後に揺らし，自身の状況について何度も嘆き，悲惨な苦しみという病像を呈する。

　典型的な躁病性興奮では，患者は爽快であり，落ち着きがなく，干渉的であり，観念奔逸がある。興奮の強度が増すと，患者はひっきりなしに動き回り，絶えず大声をあげる。こうした患者は急速に消耗していって，身体疾患を併発してくることがある。通常，軽躁病と躁病の気分は爽快であるが，時に患者は怒ったり，イライラしていたりする。こうした患者は，妨げられると暴力的となり威嚇的になることもある。時に全経過を通じて怒りを伴う刺激性が続き，患者は不平不満を言い，訴えが多くなることがある。緊張病性興奮では，顔は能面のような表情であ

り，身体の運動は硬く，大仰である。その際の暴力は通常，意味がなく目的を欠いたものである。

　せん妄 delirium では十分な指向性のない過活動が存在するが，時に職業せん妄が生じる。多くのせん妄患者は極度に怯えており，医療スタッフが近づくと，襲われると思って興奮が強まる。身体状態による衰弱がさほど強くない場合，せん妄患者は'迫害者'から逃れようとして，自殺や自傷に及ぶことがある。たとえば，逃げようとして数階上の窓から飛び降りようとするなどである。せん妄患者は安心させることがかなり益になることがあるが，大きな声でゆっくりと話し，しかも同じことを数回繰り返すことが必要である。

　病的酩酊 pathological drunkenness（mania à potu とも呼ばれる）は，器質性興奮の特殊型であり，現在は『ICD-10 精神および行動の障害の分類』（ICD-10; WHO, 1992）の中で病的中毒 pathological intoxication として分類されている。病的酩酊とは，少量のアルコールを飲んだだけで，無意味な暴力を伴う興奮が生じるものである。エピソードは1時間程度続き，患者はそのエピソードに関して健忘を残す。酩酊と呼ばれているが，患者に失調はなく，酩酊の通常の徴候はないので，中毒と呼ぶほうが適当である。中には殺人を犯してしまうほどに攻撃的である場合もある。たとえば，あるイギリス人兵士はビールを数杯飲んだのち，小型機関銃でダンスホールを掃射し，3人を殺害した。別の例では，ある男性はビールを3本飲んだのちに妻を虐殺し，翌朝覚醒した時，自分が血まみれであることに気づいたが，妻の死に至る出来事についてはまったく記憶がなかった。

　衝動行為 impulsive actions を分類することは困難である。それは非目標指向性の複雑な行動パターンと見なすことができる。精神疾患のない人であっても，誰でも一度は衝動に基づいて，あるいは時の弾みで行動したことがあるものであるが，衝動行為を起こしやすい傾向が一般人より強いように見える人もいる。こうした人は衝動に基づいて突然に仕

事や家庭を離れて徘徊し，発見されることが確実に予測される状況で窃盗を行ってしまう。緊張病では，通常は攻撃的な衝動行為がよく見られる。たとえば，突然に人を殴ったり，皿を投げたり，あるいは窓ガラスを割ったりする。こうした行為に理に適った理由を見いだすことはできない。

2. 目標指向性の異常な行動パターン
goal-directed abnormal patterns of behaviour

このタイプの異常行動パターンはほとんどすべての精神医学的症候群で生じるものである。よって，ここで論じることのできるのは，そうしたパターンのごく一部にすぎない。

統合失調症患者，とくに破瓜型の患者の中には，他の患者やスタッフに対して子どもっぽく，意地悪く行動する者がいる。他の患者が座ろうとすると椅子を後ろに引く，誰も見ていないと他の患者を殴るなどである。躁病患者は悪戯をすることがある。たとえばある患者は，看護師が着ていたコートのフードの中に石炭のかけらを入れ，看護師がフードをかぶった時に頭に石炭のシャワーを浴びせるということをよくしたものである。

全体として言えば，攻撃性 aggression は精神疾患患者にさほど多く見られるものではない。統合失調症で被害妄想を有している患者のうち，'迫害者' を実際に攻撃する人は驚くほど少ない。著しい感情鈍麻を伴う統合失調症患者の中には，邪魔されると不必要なほど攻撃的になる人がいる。初回エピソード精神病では，攻撃性と暴力は薬物乱用，非自発的入院を要する状況，精神病理学的高得点ととくに関連しているように思われる（Foley ら，2005）。妄想を論じた際に指摘したように，配偶者の不貞という妄想様観念は真正の被害妄想よりも暴力や殺人行動を引き起こしやすいように思われる。たとえば，嫉妬にかられた夫は不貞の「自白」を引き出そうとして，妻を殴ったり拷問までしたりす

る。統合失調症患者が殺人を行う場合，'迫害者'を殺していることもあれば，幻声の指示に従って行動していることもあれば，誇大的な宗教的確信に従って行動していることもある。しかし，注目すべきことに，社会レベルで見れば統合失調症によると思われる暴力犯罪の割合は低く（Walshら，2001），統合失調症に関連する暴力の多くは，合併する物質乱用によるものと思われる。それというのも，物質乱用は精神疾患のある人にもない人にも暴力のリスクを増大させるからである(Steadmanら，1998)。

ごく稀に，うつ病患者が愛する人を殺したのちに自殺することがある。こうした患者は通常，妄想があり，自分は不治の遺伝性の精神病あるいは他のなんらかの疾患にかかっており，それを子どもにうつしてしまったので子どもも苦しむ運命にあると確信している。それゆえに子どもは「死んだほうが幸せ」であるという誤った確信を抱き，子どもを殺してしまうのである。この種の殺人は「拡大自殺 extended suicide」と呼ばれている。

近年，精神疾患とテロに関連した自爆との関連の可能性が多くの著者によって検討されている（Gordon, 2002; Odelora, 2003; Salib, 2003 の考察を参照）。しかしながら，提唱された両者の関連性は著しく議論の分かれるものであり，この領域をさらに検討するには，より多くの証拠が必要とされている。

器質性脳疾患，躁病，統合失調症に起因する脱抑制が乱交行動 promiscuous behaviour[訳注49]を引き起こし，それが妊娠および性行為感染症のリスクを増加させることがある。社会の下層へと流れ落ち，また精神疾患が進行するにつれ，身体的健康に対する気配りが減ってくると，こうしたリスクがさらに悪化することになる。精神疾患がある人の身体的健康に対する精神保健サービス従事者の認識が増大するならば，

訳注49) Promiscuous：語源は「無差別の」。

こうした問題への取り組みが増して、患者の健康に対する長期リスクを最小限にするのに役立つかもしれない。

　精神疾患において時に見られる、目標指向的に見える異常行動パターンはほかにもいくつかあるが、その行動の最終目的は必ずしも十分に明らかではない。たとえば、解離性遁走は現今、解離性（転換性）障害に分類されているが、患者の自宅あるいは住居地域から離れる、一見したところ目的があるように見える旅行を伴う解離性健忘を特徴としている（WHO, 1992）。旅行の目的は第三者にとっては十分に明らかではないことがあるが、患者は一般に遁走中を通じて適当なセルフケアを維持し、他の人との間に単純ではあるが適切な関わりを持つ。遁走期間中の健忘があるため、遁走が終わったのちでさえ、患者は旅行の目的を明らかにすることができない。

抗精神病薬による治療と関連した運動障害

　抗精神病薬による治療はさまざまな運動障害と関連しており、そのうち最も顕著なものは錐体外路性副作用 extrapyramidal side-effects である（Owens, 1999）。こうした運動障害のうち多くのものについては本文中ですでに記述し定義した。それらのうちの一部（たとえば、遅発性ジスキネジア）は、薬物を受けていない精神疾患（たとえば、統合失調症）と関連している（Gervin ら, 1998）。

　要約すると、抗精神病薬による治療に関連した運動障害には、急性アカシジア（落ち着きのなさ、あるいはじっとしていられないこと），慢性アカシジア，急性ジストニア（不随意的な筋収縮ないし攣縮の持続），遅発性ジストニア，急性および遅発性ジスキネジア（通常は口、舌、顔面筋の、反復性の無目的な運動）がある（Gervin & Barnes, 2000）。こうした錐体外路性副作用と関連する、外から観察可能な徴候に加えて、こうした副作用の心理的あるいは主観的要素を明らかにすることも重要

である（Owens, 2000）。とくにアカシジアは主観的な落ち着きのなさ，緊張感，全般的な不安を伴うことがある。遅発性ジスキネジアは重大なスティグマ化を助長し，社会的な能力低下を生じることがある。

進行しつつある運動障害の予防，診断，管理のためには，薬物治療開始前および治療中に上記の運動障害に関する体系的検査を行うことが不可欠である。検査を行うには，注意深い臨床検査とともに，適切な妥当性を有する評価尺度を用いる（Owens, 1999; Gervin & Barnes, 2000）。管理するは，存在する副作用と個々の臨床状況により，抗精神病薬の減量，他の薬物への変更，追加薬物（たとえば，抗コリン薬）の処方などを行う（Taylorら，2003）。

■文 献

Browne, S., Clarke, M., Gervin, M., et al (2000) Determinants of neurological dysfunction in first episode schizophrenia. *Psychological Medicine*, **30**, 1433–1441.
Chapman, J. & McGhie, A. (1964) Echopraxia in schizophrenia. *British Journal of Psychiatry*, **110**, 365–374.
Foley, S. R., Kelly, B. D., Clarke, M., et al (2005) Incidence and clinical correlates of aggression and violence at presentation in patients with first episode psychosis. *Schizophrenia Research*, **72**, 161–168.
Freeman, T. & Gathercole, C. E. (1966) Perseveration – the clinical symptoms in chronic schizophrenia and organic dementia. *British Journal of Psychiatry*, **112**, 27–32.
Gervin, M. & Barnes, T. R. E. (2000) Assessment of drug-related movement disorders in schizophrenia. *Advances in Psychiatric Treatment*, **6**, 332–341.
Gervin, M., Browne, S., Lane, A., et al (1998) Spontaneous abnormal involuntary movements in first-episode schizophrenia and schizophreniform disorder: baseline rate in a group of patients from an Irish catchment area. *American Journal of Psychiatry*, **155**, 1202–1206.
Gordon, H. (2002) The 'suicide' bomber: is it a psychiatric phenomenon? *Psychiatric Bulletin*, **26**, 285–287.
Maruff, P., Wood, S. J., Velakoulis, D., et al (2005) Reduced volume of parietal and frontal association areas in patients with schizophrenia characterized by passivity delusions. *Psychological Medicine*, **35**, 783–789.
Odelola, D. (2003) Suicide bombers and institutional racism. *Psychiatric Bulletin*, **27**, 358.
Owens, D. G. C. (1999) *A Guide to the Extrapyramidal Side-Effects of Antipsychotic Drugs*. Cambridge: Cambridge University Press.

Owens, D. G. C. (2000) Commentary on: assessment of drug-related movement disorders in schizophrenia. *Advances in Psychiatric Treatment*, **6**, 341–343.

Salib, E. (2003) Suicide terrorism: a case of folie à plusiers? *British Journal of Psychiatry*, **182**, 475–476.

Steadman, H. J., Mulvey, E. P., Monahan, J., *et al* (1998) Violence by people discharged from acute psychiatric inpatient facilities and by others in the same neighborhoods. *Archives of General Psychiatry*, **55**, 393–401.

Stengel, E. (1947) A clinical and psychological study of echo reactions. *Journal of Mental Science*, **93**, 598–612.

Taylor, D., Paton, C. & Kerwin, R. (2003) *The South London and Maudsley NHS Trust: 2003 Prescribing Guidelines*. London: Martin Dunitz.

Walsh, E., Buchannan, A. & Fahy, T. (2001) Violence and schizophrenia: examining the evidence. *British Journal of Psychiatry*, **180**, 490–495.

Whitty, P., Clarke, M., Browne, S., *et al* (2003) Prospective evaluation of neurological soft signs in first-episode schizophrenia in relation to psychopathology: state versus trait phenomena. *Psychological Medicine*, **33**, 1479–1484.

World Health Organization (1992) *The ICD–10 Classification of Mental and Behavioural Disorders: Clinical descriptions and diagnostic guidelines* (10th edn). Geneva: WHO.

第9章

パーソナリティ障害

　パーソナリティ障害には特定の精神的な病理はないが，それがⅠ軸の障害から区別されていることと関連する諸問題のため，パーソナリティ障害を本書に含めることは妥当なことである。Schneider, K. はパーソナリティ障害と神経症の間には重なり合いがあると考えたが，こうしたドイツの伝統にならい，『ICD-10 精神および行動の障害の分類』（ICD-10; WHO, 1992）はこれらを区別せずに１つの軸に分類した。一方，『精神障害の診断・統計マニュアル第４版』（DSM-Ⅳ; 米国精神医学会，1994）はパーソナリティ障害を精神状態の障害とは別の軸に分類している。

　パーソナリティ障害の歴史は精神医学における最古のものの１つであり，ヒポクラテスにまでさかのぼる。彼は，肝臓からの黄色胆汁，脾臓からの黒胆汁，血液，粘液という４つの体液 humour の間のバランスがパーソナリティのさまざまな要素を表すと考えた。これらはそれぞれ胆汁質 choleric（不機嫌），黒胆汁質 melancholic（憂うつ），多血質 sanguine（楽観的 / 確信的），粘液質 phlegmatic（穏やか / 無感情的）の特性を表すとされた。

　パーソナリティに対する現代的理解に最も貢献した人物が Schneider であることは疑いない。もっとも，1923 年初版の彼の著書『現代の分類体系のための精神病質パーソナリティ Psychopathic Personalities for Modern Classificatory Scheme』[訳注50] は，1950年にようやく英訳された。彼はパーソナリティ障害を有する人を「本人がその異常性に苦しむ，あるいは社会がそれに苦しまされる人」と定義したが，この見解は上記した2つの現代分類にも見いだされる。彼は「精神病質的 psychopathic」という語を，パーソナリティ障害全体を記述する広い意味で用いたが，この語は最近の数十年間ではより限定的に用いられている。

定　義

　パーソナリティとは，日々の生活を特徴づける，人の感情的および行動上の特性全体と定義される。パーソナリティ障害とは深く根づいた適応不良な行動パターンであり，一般に青年期に認められるようになり，成人期を通して持続する。

次元 dimensions とカテゴリー categories

　パーソナリティに対する現代の理解は特性に関する心理学 trait psychology に由来しており，それは特性を欠如から重度までの連続体の上に位置づけるものである。重度の閾値に達している（自己または他人に否定的に影響を与える）特性だけが病的と見なされる。特定のパーソナリティ障害と診断するためには，この閾値を超えた特性の群があることが必要である。しかし，ICD-10 と DSM-IV で分類されているパーソナリティ障害のカテゴリーのほとんどは妥当性が証明されておらず，また互いに重なり合うので，このカテゴリー方式 categorical approach がパーソナリティを概念化する最良の方法であるのかどうか，議論

訳注50) 原題は "Die psychopathischen Persönlichkeiten"（精神病質パーソナリティ）。

がある。現在はこの特性方式が優勢であるが，次元方式 dimensional approach を支持する人もいる。この方式は，それぞれが存在論的単位であるかのごとくに別々のカテゴリーを想定するのではなく，1つ1つの特性を連続体の上で評価し，各人のパーソナリティを一連の次元にわたって記述するものであり，この方式ではパーソナリティ障害が有るか無いかという設問は存在しないのである。

　ほとんどの研究は，個々の研究者によって異なる名称が与えられているが，社交性，神経症性，強迫性，非社会的行動という広範な領域を網羅する4つあるいは5つの次元を同定している。たとえば Tyrer と Alexander（1979）は統合失調質，受動－依存，制縛性，そして社会病質という次元に分類した。Livesley ら（1979）は感情調節異常，反社会性，抑制性，強迫性という次元に分けた。Mulder と Joyce（1997）は4つの"A"（反社会的 antisocial，無社会的 asocial，無力的 asthenic，制縛的 anankastic）を記述し，Costa と McCrea（1992a）は神経症性，外向性，経験に対する開放性，愛想のよさ，良心に対する誠実さという名の次元を持つ，パーソナリティの5つの因子によるモデルを作成している。次元方式についての詳細な総説には Tyrer（2005）によるものと Widiger と Simonsen（2005）によるものとがある。

　このようにカテゴリーを次元に置き換えようとする試みが行われているにもかかわらず，変化はすぐには起こりそうにない。その理由は主に，現行のカテゴリー方式には長い伝統があることであり，またカテゴリー方式は次元方式が決して達成できないほどに精神保健の専門家の間でのコミュニケーションを容易にするからである。

パーソナリティの評価

1．臨床評価

　これは実地上パーソナリティが評価される際に最もよく用いられる方

法であるので，その方法と落とし穴について十分理解しておくことが重要である．I軸の精神状態障害は自分のパーソナリティに対する，その人の見方に悪影響を及ぼしうるので，パーソナリティの評価はその人が疾病エピソードから回復している際に行われることが必須である．たとえば，うつ病患者は自分にはいつも友人がほとんどいないとか，自分には何の才能も能力もないなどと述べることがある．さらに，その挙措動作もパーソナリティ障害の印象を与えることがあり，うつ病患者のうつむいた視線が内気さという印象を，また軽躁病に見られる苛々とした感じが易怒性という印象を与えることがある．

その人がまだ病気中にパーソナリティを評価しなければならない場合には，情報は家族，友人，あるいは家庭医のような，その人をよく知っている人から得なければならない．しかし，重要であるのは成人生活を通じて存在している特性であり，単に最近の疾病エピソードの間に観察された特性ではない．とくに現在の疾病エピソードの持続が長期である，慢性である，あるいは治療抵抗性である場合，この区別は困難になってくる．そのため，残遺期統合失調症患者でのパーソナリティ評価は必然的に問題をはらむものとなる．

完璧な人というのはいないので，どんな人にも異常な特性がある程度存在することは避けられないことである．初心者の中にはこうした特性とパーソナリティ障害との区別を困難に感じる人もいるが，この区別はその特性が本人あるいは他の人に与える影響の違いにある．DSM-IVでもICD-10でも，他者にマイナスの影響を与えることがパーソナリティ障害の要件であるが，DSM-IVは本人の苦悩という重要性のより低い基準を認めている．それゆえに，DSM-IVを用いるとICD-10を用いるよりもパーソナリティ障害の有病率が高くなりやすい．もっともこのことは，DSMではそれぞれの障害が詳細に特定化されていることによって相殺される可能性がある．どちらの分類を用いるにせよ，特性が本人と他者に与える影響を評価することが肝要である．影響がない，あるいは

機能障害が軽度である場合にはパーソナリティ障害という診断を下すべきではない。

a. 以前の評価法

『ミネソタ多面パーソナリティ検査 Minnesota Multiphasic Personality Inventory』(MMPI; Hathaway & McKinley, 1940) は，いまなお心理学者によってパーソナリティのプロファイルを得るためによく用いられている。これはカテゴリー的診断を行うものではなく，入院患者における異常パーソナリティのカテゴリーを鑑別するために開発されたものであるが，健常者の集団についても広く研究されてきた。対象者に 550 の文章を示し，それぞれに対して「あてはまる」，「あてはまらない」，「どちらともいえない」のいずれかで答えさせる。残念なことに，尺度は精神医学の標準的疾病分類学（たとえば，パラノイア，統合失調症，精神病質など）を用いて名称がつけられているため，経験豊かな心理士による解釈を要する。

『アイゼンクパーソナリティ検査 Eysenck Personality Inventory』(EPI; Eysenck & Eysenck, 1964) は，おそらくいまなお最もよく知られている評価法であり，使い方が単純であることが魅力である。これは神経症性，外向性，精神病性という 3 つの次元，および虚偽スケールに関連する 108 の質問から構成されている。これは身体的および精神医学的障害の研究に広く用いられているが，最近の精神医学的障害が神経症性 (N) 尺度に著しい影響を与えているという問題がある。

b. スクリーニング法

これはパーソナリティ障害の可能性をスクリーニングするものであり，短時間で施行される。『アイオワパーソナリティ障害スクリーニング Iowa Personality Disorder Screen』(IPDS; Langbehn ら, 1999) は，DSM-IV にあるカテゴリーのための 11 のスクリーニング項目から

なり，施行に要する時間は5〜10分である。これは高い感度と特異性を示す。『パーソナリティ標準化評価 Standardised Assessment of Personality』（SAP; Mann ら，1981）は，スクリーニングの方法として用いることが可能な情報提供者尺度であるが，完全なパーソナリティ評価方法として用いられることのほうが多い。『パーソナリティ標準化評価短縮尺度 Standardised Assessment of Personality Abbreviated Scale』（SAPAS; Moran ら，2003）は，SAP からの二分法的に評定される8つの項目からなり，対象者によって施行されるものである。これは良好な感度と特異性を示し，そして日常診療での使用が可能であるかもしれない。『パーソナリティ評価表 Personality Assessment Schedule』（PAS; Tyrer & Alexander, 1979）にはスクリーニング版（PAS-Q）があり，これは数分で施行できるが，PAS を使う訓練をすでに受けている面接者しか用いることができない。

2. 構造化評価
a. 質問表

『ミロン臨床多軸質問表 Millon Clinical Multiaxial Inventory』（MCMI; Millon, 1982），『パーソナリティ障害質問表 Personality Disorder Questionnaire』（PDQ; Hyler ら，1990）といった質問表は使いやすいが，過剰診断による高い偽陽性率を生じるという重大な欠点がある。MCMI は175の項目からなる自筆式の質問表である。記入に25分かかり，コンピューターによって分析される。これによって，個人のプロファイル，解釈のレポート，および境界性，統合失調型，妄想性に限定されたパーソナリティのカテゴリー的評価を得ることができる。最も有名なパーソナリティ質問紙である『神経症性，外向性，開放性パーソナリティ評価法 Neuroticism, Extraversion, Openness Personality Inventory』（NEO-PR; Costa & McCrae, 1992b）は，5点の Likert 尺度で測定される250の自己評定項目からなる。対象者による自己評定に数

分しかかからないという点で質問表は使いやすいものであるが、それは欠点でもある。というのは、質問表は精神状態の特徴とパーソナリティ特性とを区別できないからである。

b. 面接

PAS (Tyrer & Alexander, 1979)、『DSM-IV パーソナリティ障害のための診断面接 Diagnostic Interview for DSM-IV Personality Disorders』(DIPD; Zanarini, 1941) といった構造化面接は、良好な信頼性があるが時間のかかる方法であり、使用にあたってはトレーニングを要する。他の特色として、情報提供者と対象者のいずれかを、あるいは両者を用いるかという点がある。対象者だけの場合より情報提供者の場合のほうが信頼性は高いという証拠があるため (Modestin & Puhan, 2000)、このことを考慮することは重要である。

PAS を用いれば ICD-10 と DSM-IV の両方の診断が得られる。これは、対象者あるいは情報提供者、あるいはその両者を必要とし、24種のパーソナリティ特性についての情報を得るものであるが、全体を通じて患者の病前性格が重要視されている。施行には 30 〜 40 分かかる。

『DSM-III パーソナリティ障害のための構造化面接 Structured Interview for DSM-III Personality Disorders』(SID-P; Pfohl, 1983) は、60 項目からなる包括的な半構造化面接である。対象者と情報提供者から集められたデータによって診断を行う。

『パーソナリティ障害診察表 Personality Disorder Examination』(Loranger, 1985) は 359 項目からなる、時間を要する構造化面接であり、その一部は性格を、一部は行動を評価する。これも DSM-IV と ICD-10 両方の診断を得ることができる。施行には約 3 時間かかり、その規模の大きさのため、研究以外に使うことは困難である。Spitzer ら (1987) によって開発された『DSM-II 軸のための構造化臨床面接 Structured Clinical Interview for DSM-II』(SCID-II) はもっぱ

らⅡ軸診断のために開発されたものであり，DSM-IV診断用に改変されている。面接は『パーソナリティ障害質問表 Personality Disorder Questionnaire』(PDQ)（Hyler; 1990）の施行から始まり，対象者は一連のはい/いいえの二者択一を求められる。次いで，SCID-Ⅱの面接は「はい」という返答が得られた質問に焦点を当てて行われるが，DSM-IVのパーソナリティ障害のセクションにおけるすべての特性を網羅している。診断は面接者が行う。

3. カテゴリー分類

実地臨床上はカテゴリーが使用され続けているが，個々のカテゴリー間には重なりがある。ある研究は，34人の対象者が合計92のⅡ軸診断を受けたことを見いだした（Saraら，1996）。加えて，反社会性のカテゴリーを例外として，評価者間信頼性は不良である（Zimmerman, 1994）。

DSM-IVとICD-10に挙げられているカテゴリーを**表9.1**に示したが，一部は異なる名称が与えられている。

DSM-IVはパーソナリティ障害の3つの群（クラスター）を認めているが，ICD-10はカテゴリーを群にまとめていない。にもかかわらず，こうした，群へとまとめる方法（クラスター化）clusteringは，とくに研究目的のためには障害の群別の有用な方法となっている。

1. **A群すなわち奇矯群**：妄想性，統合失調質，統合失調型のカテゴリーが含まれる。
2. **B群すなわち演劇群**：演技性，境界性，自己愛性，反社会性のカテゴリーが含まれる。
3. **C群すなわち恐怖群**：強迫性，回避性，依存性の群が含まれる。

表 9.1　DSM-IV と ICD-10 のパーソナリティ障害

DSM-IV	ICD-10	主な特徴
A群		
妄想性	妄想性	疑い深い，敏感さ
統合失調質	統合失調質	冷淡である，関わりを持たない，孤立している
統合失調型	(1)	孤立している，奇矯な考え
B群		
反社会性	非社会性	行動の障害，情性欠如，反社会的行為
	情緒不安定性	
境界性	a. 衝動型	気分の不安定，行動の障害，不安定な人間関係
(2)	b. 境界型	
演技性	演技性	浅薄，演技的，自己中心的
自己愛性	(3)	自己中心的，誇大性，特権意識
C群		
回避性	不安性	過敏，臆病，自意識が強い
依存性	依存性	従順，寄る辺のなさ
強迫性	強迫性	疑念，用心深さ，強迫的

(1) 統合失調型障害は統合失調症の項目に分類される。
(2) 衝動型パーソナリティ障害は ICD-10 にあるが DSM-IV にはない。DSM-IV はパーソナリティ障害とは別の衝動制御障害の1つとして間欠性爆発性障害を挙げている。
(3) 自己愛性パーソナリティ障害は ICD-10 には含まれていない。

各カテゴリーの臨床記述

1. 妄想性パーソナリティ障害
   paranoid personality disorder [訳注51)]

こうした人は怒りっぽく，容易に立腹する。人が自分に悪意を持っていると確信しており，両親や配偶者など信用すべき人を信用できない。あなたに仕組まれた陰謀はないから大丈夫だと言われても，それを受け入れることがきわめて困難であり，しばしば友人から遠ざかり，孤立した生活を送るため，現実検討がさらに悪くなる。病的嫉妬を抱くこともあり，配偶者や友人に対する他者の意図に過度の猜疑心を抱く。時に，比較的些細な理由から訴訟を起こす。猜疑の優格観念とともに誇大性を示すことがあり，代償不全を生じて精神病状態になると，妄想が優格観念に置き換わる。問題の責任は他人にあると認識しているので，洞察は通常欠如しており，このような人が一次障害の治療のために現れることは稀である。例外はおそらく，配偶者が受診を勧める病的嫉妬の場合である。妄想性パーソナリティ障害を同等の精神病状態（持続性妄想性障害）から区別することは，実際上しばしば困難である。高齢者に生じうる合併症はディオゲネス症候群 Diogenes syndrome である（**付録Ⅰ参照**）。これは不潔に暮らすことを選ぶものであるが，その多くの人は妄想性パーソナリティ障害を示唆する経歴を有している。

2. 統合失調質パーソナリティ障害
   schizoid personality disorder

Bleuler（1992）がこれを最初に記述し，彼は統合失調症と関連があ

訳注51) ICD-10, DSM-Ⅳ では paranoid と delusional は区別されている。Paranoid は paranoia + oid, すなわち「パラノイア的」「類パラノイア性」であり，自己関係づけ傾向を示すという意味であり，正確には delusional「妄想性」と異なる。

ると考えていた。だが最近の研究によれば，これは不正確であり，推定された関連は，これが統合失調症という疾患の前駆期そのものであるというものである。

統合失調質パーソナリティ障害は，よそよそしさ，他者と関わりを持たないこと，情動的冷淡さを特徴としている。人間関係にはほとんど関心がなく，内省的であり，哲学や芸術により強い興味を持っている。驚くほどのことではないが，彼らは長期にわたる人間関係は形成せず，なんらかのⅠ軸障害が生じない限りは治療を求めることは稀である。鑑別診断は不安性（回避性）パーソナリティ障害であるが，この障害は人間関係を持ちたいという強い欲求があるのに，内気さと不良な社会技能のためにそうすることができないのである。人づき合いからのひきこもりを伴う統合失調症の早期段階は統合失調質パーソナリティ障害に似ていることがあり，精神病症状が出現するという経過をみなければ診断を明らかにすることができない。離人症の特徴の1つに切り離されているという感じがあるが，これが統合失調質パーソナリティ障害の人が情動的に切り離されていることと混同されることがある。しかし，前者の人は切り離されていることを苦痛として表現し，その苦痛は自分自身から分離されている，あるいは自分自身の「外に」いるという主観的性質を有している。一方，統合失調質パーソナリティ障害ではそうした苦痛を伴っていない。統合失調質パーソナリティ障害はアスペルガー症候群 Asperger syndrome とも鑑別されなければならない。アスペルガー症候群の特徴には，会話の異常とともに社会的相互作用の領域における社会的不器用さがあり，これは姿勢，身振り，他人との距離の取り方，アイコンタクト，個人的共感を規定している社会行動というニュアンスを欠くものである。アスペルガー症候群の人は，学校でからかわれることがあるために人との接触からひきこもり，統合失調質パーソナリティ障害があるように見えることがある。だがひきこもる理由は，ひきこもりたいという欲求ではなく，自分は人と違うという自覚の結果である。

3. 統合失調型パーソナリティ障害
schizotypal personality disorder（DSM-IVのみ）

統合失調症との関連を考慮し，この障害は ICD-10 ではパーソナリティ障害とではなく，統合失調症と一緒に分類されている。統合失調質パーソナリティ障害の人と同じように，統合失調型パーソナリティ障害の人はよそよそしく孤立しているが，世界と関わっている感じは持っており，ある程度は人間関係を結ぶ能力がある。時に，こうした人は世界から切り離されていると感じ，離人症を述べ，孤立することがある。この期間の間，こうした人は変わったやり方でコミュニケーションをとり，感情は不適切である。関係念慮，妄想には至らない変わった確信，魔術的思考，猜疑心が存在することがある。統合失調症の前駆期との区別は困難である。

4. 演技性パーソナリティ障害
histrionic personality disorder[訳注52]

演技性パーソナリティ障害とヒステリー性パーソナリティ障害はしばしば入れ替え可能な用語として用いられている。このパーソナリティ障害は誘惑的で過度に芝居がかった行動によって特徴づけられる。その人の自己評価を保つには他人の存在が不可欠である。依存性パーソナリティ障害とは対照的に，演技性の人は自ら率先してかまってもらうことを求めるため，誘惑的で過度に芝居がかった行動が生じるのである。

このカテゴリーは以前から議論のあるところであり，詳細に記述されてきているにもかかわらず，診断されることは稀である。問題点の1つとして，このカテゴリーは女性性のカリカチュアと見なされることがあり（Chodoff & Lyon, 1987），しばしば診断に必要な基準が十分に考慮されることなく男性より女性に多く診断されることから（Thompson &

訳注52）Histrionic：演技的な，役者の。Hysterical（ヒステリー性）とは語源が無関係である。

Goldberg, 1987），性差別の意味合いが含まれることがある。

中核となる特徴は，自己の脚色，気分の易変性，性的挑発，自己中心性，賞賛と承認に対する過度の要求である。はじめのうちは率直で社会的技能があるように見えるが，これには浅薄で馴れ馴れしく操作的な行動が混在している。誇張された話し方とメロドラマ的な説明が目につき，内省もごく表層的なものに留まっている。演技性パーソナリティ障害の人は分離不安を抱きやすく，かつては転換性および解離性障害と関連があると考えられたことがあったが，最近の研究はそれが正しくないことを示している（Chodoff & Lyons, 1958）。ブリケ症候群 Briquet's syndrome と呼ばれる病態では，このパーソナリティ障害にしばしば身体化が伴っている。うつ病や軽躁病の人では時に短期の演技性の特徴が観察されるが，これはパーソナリティ障害と呼ぶべきでない。最近の研究が不十分であるため，この診断はさらなる研究を要するパーソナリティ障害のグループに降格させるべきであると考える人がいる（Dowson & Grounds, 1995）。

5. 情緒不安定性パーソナリティ障害
emotionally unstable personality disorder

ICD-10 はこの項目の下に衝動型パーソナリティ障害と境界型パーソナリティ障害という2つのカテゴリーを包含している。一方，DSM-IV は境界性パーソナリティ障害を独立したものとして分類し，「習慣障害」と呼ばれる群の中で間欠性爆発性障害 intermittent explosive disorder という名称の衝動型パーソナリティに類似した病態を記述している。

a. 衝動型パーソナリティ障害 impulsive personality disorder

これは突発的な感情爆発を伴う，衝動制御の不良が特徴である。この障害の人は結果をほとんど考慮することがなく，先々の計画を立てるこ

とができない。DSM-IV でこれにほぼ相当するものは間欠性爆発性障害である。その特徴は，引き金となるストレッサーに不釣り合いな感情爆発であるが，時にその感情爆発の前にエネルギーの高まりと，それに引き続く気分の低下と後悔の念がある。女性より男性のほうが診断されることが多いが，月経前にこれに似たエピソードがあると述べる女性もいる。選択的セロトニン再取り込み阻害剤（SSRIs）と気分安定剤に対する良好な反応を考慮すると，双極性障害との関連が必然的に示唆される。

b. 境界型パーソナリティ障害 borderline personality disorder

　この障害は神経症と精神病の境界にあり，行動，情動，気分，および自己像の並外れた不安定さを特徴としている。行動の衝動性があり，怒りを表現する，気を引く，あるいは情動的苦痛を麻痺させるために自傷行為，しばしば切創が繰り返される。退屈感と空虚感がしばしば陳述され，1人でいることに耐えられないため，一緒にいてくれる人を狂わんばかりに探し求め，また乱交的な行動をとる。身体像の障害と性同一性に関する疑念がよく見られる。見捨てられ恐怖とスプリッティング（人をすべて悪い，あるいはすべて良いと見なすこと）が境界型パーソナリティ障害の世界観の中心であるため，人間関係は問題をはらんだものとなる。強く，かつ理想化された依存を示す傾向があるが，結局は後に，愛する人を足蹴にし，直接的な攻撃を向ける。依存する相手を変えるため，こうした患者は人と人あるいは集団と集団の間，たとえば病棟では看護師と医師の間に不協和音をもたらすことになる。気分の変動と危機がよく見られ，怒り，気分の落ち込みと一切何も感じない状態との間を次々と揺れ動くことがある。性的虐待あるいは身体的虐待という生活歴がよく見られ，病因論的に重要であると考えられている。小精神病エピソードと呼ばれる短期間の精神病エピソードが生じるが，それは速やかに消失する。時には症状があいまいで，精神病症状の存在に疑いが生じ

る場合もある。投影的同一視，すなわち自己の耐えられない側面を別の人に投影し，結果として投影された人が投影した人と似た方法で行動するよう誘導されることがよく見られる。治療者は患者のゆがんだ世界の一部とならないよう，このことをよく理解しておくべきである。情動の強さと衝動的行動のため，患者はその学業的あるいは職業的な潜在能力を発揮しえない。Tyrer（2002）など多くの辛辣な批評家は，境界型パーソナリティ障害は「精神医学全体を包み込むほど圧倒的に重複診断の多い，議論が分かれる診断」であると批評している。

6. 非社会性パーソナリティ障害
dissocial personality disorder

　このパーソナリティ障害の中核となる特徴は情性と共感の欠如である。自分の残酷な，ないし情性の欠如した行動が他人にどのような影響を及ぼすかを理解することができず，社会道徳を表面的に認識していることもあるが，言い訳は表面的であり，後悔の念がなく，体験あるいは刑罰からほとんど学習しない。「凡て人に為られんと思ふことは，人にも亦その如くせよ」訳注53) という言葉は，非社会性の人にはほとんど意味を持たない。

　退屈の閾値が低いので，彼らは物質乱用，ギャンブル，乱交といったスリルを求める行動に出る。表面的には魅力があり人間関係を形成する人もいるが，それは一時的なものに終わることが多く，不貞や暴力のために終わってしまう結婚や同棲を繰り返すという生活歴が見られることがある。また，よりいっそう明らかに冷淡で無情であるため，身近な人を傷つけることで喜びを得る人もいる。この診断は男性により多くつけられるが，女性にもないわけではない。子どもに対する無視や放棄，あるいは配偶者やパートナーに対する虐待の経歴が見られることがある。

訳注53) マタイによる福音書7章12節.『改訳　新約聖書』日本聖書協会, 1917.

非社会性パーソナリティ障害の人はうそをつくため，その経歴は信頼できないことがある。彼らには子ども時代に始まる行為障害，注意欠陥／多動性障害，ずる休み，動物残虐，喧嘩，物質乱用の経歴がよく認められる。自殺の脅しや自殺行動がよく見られ，気分は落ち込んでいることもあるが，これはたいてい計画を邪魔されたことによる反応であり，速やかに消失する。非社会性の人は投影という防衛機制を用いて，自分に行動を起こさせたと言って他人を責め，また合理化いう防衛機制を用いて自分の正当性を主張する。しかし，見せかけのものではあっても礼儀正しいと，それは就職に際してや人間関係上で彼らを助けるが，それがないと，人を離反させ，重大な社会的機能不全が生じる。

　非社会性パーソナリティ障害はアルコールおよび薬物乱用の二次的作用とは鑑別されなければならない。というのは，後者は犯罪行動を引き起こしはするが，それは物質乱用がなければ生じないものであるからである。この鑑別は物質乱用が青年期に始まった場合はとくに難しく，どちらが一次的な精神病理であるのか，それを鑑別するのは不可能なこともある。

　男性も女性も時に暴力的なこともあるが，強調しなければならないのは，たいていの暴力的な人は非社会性パーソナリティ障害ではなく，それゆえに犯罪性はこの診断の類義語ではないということである。躁病エピソード中に危険を冒す行動と攻撃性が見られることがあるが，病歴が診断を明らかにするはずである。脳病変のある人の中には，非社会性の人に見られるものに類似した行動とパーソナリティ変化が生じる者があるが，外傷のはっきりとした病歴が診断を明らかにする。貧しい背景を持つ青年の中には反社会的な特性を成人早期まで示す者もいるが，成熟するとともに適応がよくなり，機能を果たせる人になる。こうした状況にいる若者にこのレッテルを当てはめることは不適切であり，詳細な病歴聴取，とくに他人からのそれに基づいて，かつ特徴が成人期まで続いて存在している場合にのみ，この診断が与えられるべきである。女性で

は，境界性パーソナリティ障害からの鑑別も問題となることがあるが，後者は情性欠如ないし冷酷という中核を有していない。

7. 制縛性（強迫性）パーソナリティ障害
　　 anankastic（obsessive-compulsive）personality disorder [訳注54]

　DSM-IVでは強迫性カテゴリーと呼ばれるが，このカテゴリーのパーソナリティ障害は1908年，Freudによって初めて記述された。どちらかといえば，制縛性パーソナリティ障害は過剰に診断される傾向がある。というのも，こうした特性は一般に美徳と見なされており，臨床場面で述べられることが多いからである。経験の少ない医師は，決まった手順を好む，約束の時間を守る，高い基準を持っている，あるいはきちんとしていると述べる患者に，自己の苦痛あるいは他者に対するマイナスの影響という要件を伴わなくても，この診断の基準を満たすというレッテルを貼ることであろう。したがって，閾値をあまり低く設定しないことが重要である。

　主な特徴は，時間を守ること，きちんとしていること，不確実さをいやがること，コントロールしておきたいという欲求である。偶然性は最小限に抑えられていなければならず，また予想外の状況が生じないようにしなければならない。こうした人は決まった手順を好み，週によって変わることのない曜日ごとの時間割を作っていることもある。ものの見方が硬直しており，自発性に欠き，極端な例では他人にも自分の見方と時間割に従うよう要求してもめ事を起こす。それゆえに，予定外で友人と出かけることは困難であり，休日の過ごし方など何事も注意深く正確に計画する。外見はきちんとしており，堅苦しく，格式ばっているが，この理由だけで紹介されることは稀である。というのは，こうした特性は度が過ぎなければ，社会に高く評価されるからである。そのため，こ

訳注54）Anankastic：「制縛性」が正確な意味だが，ICD-10の日本語版では「強迫性」と訳されている。

の診断はⅠ軸障害の評価を行っている際に下されることが最も多い。

8. 依存性パーソナリティ障害
   dependent personality disorder

　この障害は他の人に対する過度の情動的依存と自信の欠乏を特徴としている。この障害がある人は単純な決定をする際にも援助を必要とし，野心はなく，他人の言いなりになるように見える。社会的状況や雇用状況で利用されていることがあり，時にはいじめの対象となる場合もある。人目につかないように謙虚にしているように見え，しばしば彼らは自分の能力を十分に発揮しない。物腰は受身的であり，これは姿勢や声の調子などに現れている。他人に情動的要求をするので長期の人間関係を築くのが難しく，その結果として孤独感がしばしば述べられる。あるいは代わりに，非常に我の強いパートナーとの関わりを持ち，一見幸せな関係を持つ。問題解決と意思決定のための資質が限られていることから，生活上の日々の問題が容易に苦痛を引き起こす。死別後やうつ病エピソード中に依存性パーソナリティ障害に似たパターンが生じることがあるが，これは時がたてば解決するものであり，パーソナリティ障害と同等に考えるべきではない。

9. 不安性（回避性）パーソナリティ障害
   anxious（avoidant）personality disorder

　不安性パーソナリティ障害の人は交友への欲求を非常に強く感じているが，こうした関係を始めるのに必要な社会的技能が欠如している。内気であり，緊張が強く，恥ずかしいという思いをしやすい。その結果，孤立し孤独であるものの，受け入れられたいという欲求は強く持っている。一方で自分の価値に対する自信もない。芸術的な能力のある人は，音楽，美術，文学，詩といった1人で行う知的職業に従事することによって代償しようとする傾向があり，それから多少の慰めを得るのであ

る。批判をせずに自分を受け入れてくれる人との長期の人間関係を保つことができることもある。

　この障害を社会不安から区別することは難しく，不安性パーソナリティ障害は社会不安障害の軽症形態であると主張する人もいる（Fahlen, 1995）。しかし，次のような相違点がある。不安性パーソナリティ障害はより全般的なものであり，恐怖心は社会的な出会いの多くの領域に広がっているが，社会不安障害の恐怖心はたとえば人前で話す，他の人の前で食事をするなど，いくつかの領域のうちの1つに限定されている。加えて，広い領域にわたる低い自己評価と受け入れられたいという過度の欲求は，社会不安障害にはないものである。にもかかわらず，これらの相違点があるにせよ，かなりの重なりが存在し（Fahlen, 1995），両者を区別することは臨床的にきわめて困難なことがある。また，統合失調質パーソナリティ障害からも区別しなければならない。統合失調質パーソナリティ障害の人は個人的な人間関係に関心を持たないが，他方で不安性パーソナリティ障害の人は友人を作りたいという強い欲求がある。うつ病を体験している人も，電話に出る，玄関で応対するといった特定の問題とともに，人と関わるうえでの問題とそれから生じる人づき合いからのひきこもりを述べることがあるが，発症が最近であることから診断が明らかになる。

その他のカテゴリー

1. 自己愛性パーソナリティ障害
　　narcissistic personality disorder

　このカテゴリーはICD-10には含まれておらず，アメリカ以外で診断されることは稀である。これがDSM-IVでもなおB群の中に含まれていることは，アメリカにおいてFreud派精神分析の影響が続いていることを示している。この障害がある人には自己の重要性に関する誇大視

がある。成功，権力，才気の空想にとらわれ，特別扱いされることは自分の権利であると確信していることがある。その自己評価は自分の価値に対する誇大的な想定に基づいている。しかし，その優越感は壊れやすく，常に人から注目されたい，賞賛されたいという顕示的欲求が見られることがある。自分よりも成功していると思った人には妬みの感情が向けられる。自分の個人的価値観を誇張し，対人関係を不当に利用し，共感が欠如しており，自分の利益になると考えた時しか人間関係を始めない。恋愛関係の中では，パートナーは自分の自己評価を支える対象としてしか扱われない。しばしばこうした人は傲慢と記述される。著しい自己中心性は他の多くのパーソナリティ障害でも生じるため，この特性自体が診断に役立つわけではない。反社会性パーソナリティ障害に見られる自己中心性は，他の人に対する悪意のある感情と関連しているが，自己愛性パーソナリティの人は自分が他の人に賞賛されていると思っており，好意を持っている。境界型パーソナリティ障害の人のように衝動的で情動的ではなく，演技性パーソナリティ障害の人のように芝居がかっておらず，依存性パーソナリティ障害の人よりも粘り強く，社会的に成功している。しかし，実際はこれらの障害のいずれもが自己愛性パーソナリティ障害を合併することがある。

2. 受動攻撃性パーソナリティ障害
passive aggressive personality disorder

この障害は ICD-10 に含まれておらず，DSM-IV の付録「今後の研究のための基準案と軸」の中にのみに見られ，障害としての妥当性に関する疑念を示している。この名称は，この障害のある人々がひそかに攻撃性を表出しているという想定に基づいている。この障害は，家庭および仕事という状況における受動的抵抗という広汎性のパターンが特徴であり，引き延ばし，頑固，意図的な非効率，忘れっぽさとして現れる。この障害がある人は，やりたくないことを頼まれると，むっつりしたり，

怒ったりする。その臨床像は小児期および青年期の反抗挑戦性障害と類似するところがあるが，後者のほうがはるかに重度の病態である。

3. 抑うつ性パーソナリティ障害
depressive personality disorder

このカテゴリーは ICD-10 に含まれておらず，DSM-IV では「今後の研究のための基準案と軸」という節に含まれているにすぎない。これは，抑うつ性の認知と行動，悲観と低い自己評価という広汎性のパターンを伴う，生涯にわたる抑うつ性の気質である。こうした人は他人に対して批判的で否定的なこともあり，過度に悲観的でユーモアがないと見なされている。抑うつ性パーソナリティ障害を気分変調症から区別することは困難であり，両者はしばしば合併する。DSM-IV には含まれていないが，長期にわたる抑うつ的特性が安定していることを根拠に，抑うつ性パーソナリティ障害を特定のカテゴリーとして DSM-V に含めることを支持する所見がある（Phillips ら，1998）

4. 混合性パーソナリティ障害 mixed personality disorder（ICD-10），特定不能のパーソナリティ障害 personality disorder not otherwise specified（DSM-IV）

これまで概説してきた特定の診断カテゴリーのうちの１つに容易に位置づけられる患者は少数にすぎない。パーソナリティ障害の患者の大多数は２つあるいは３つのパーソナリティ障害の基準を満たす特性を有しており，こうした場合，DSM-IV は２つあるいは３つの別々のパーソナリティ障害を記録することを推奨しているが，ICD-10 では「混合性パーソナリティ障害」という診断を推奨している。

5. 破局的体験後の持続的パーソナリティ変化
enduring personality change after a catastrophic experience

よく見られるものではないが，とくにストレスが極度である場合，ストレスフルな出来事の結果として人の性格が変化することがあることが現在では認識されている。ICD-10に記述されたこのカテゴリーは，破局的体験や重度の精神疾患が現在は解決しているにもかかわらず，パーソナリティ変化の始まりがそれらの特定の出来事や疾患があった時期にまでさかのぼりうるというものである。よく見られる臨床像は人づき合いからのひきこもりであり，それは世間に対するやや敵意のある，あるいは不信に満ちた態度を伴っている。そうした人は絶望感，疎外感，常に脅かされているかような慢性の心配を訴えることがある。この診断はパーソナリティ変化が2年を超えて続いている時にのみ下すべきである。この障害をそれに先行しうる慢性の外傷後ストレス障害から区別することは困難である。この障害が精神疾患なエピソードに引き続いて生じた場合，臨床像は主として依存，他人に対する要求的態度，興味の減退と受動性，病気であるという持続的な訴えとそれに伴う疾病行動，不快気分，職業的および社会的機能の障害である。この診断を下す際にあたっては，病前にすでにパーソナリティ障害があったという証拠があってはならない。このカテゴリーは1992年に初めてICD-10に導入されたものであるだけに，その妥当性を確立するにはさらなる研究が必要である。

DSM-IVにはこれと正確に同等のものはないが,「身体疾患によるパーソナリティ変化 personality change due to a medical condition」という項目がある。パーソナリティ変化は器質的脳疾患によって生じることもある。

■文 献

American Psychiatric Association (1994) *Diagnostic and Statistical Manual of Mental Disorders* (4th edn) (DSM-IV). Washington DC: APA.
Bleuler, E. (1922) [Die probleme der schizoidie und der syntonie.] *Zeitschrift für die Gesamte Neurologie und Psychiatrie*, **78**, 373-388.
Chodoff, P. & Lyons, H. (1958) Hysteria, the hysterical personality and 'hysterical' conversion. *American Journal of Psychiatry*, **114**, 734-740.
Costa, P. T. & McCrea, R. R. (1992a). The five-factor model of personality and its relevance to personality disorders. *Journal of Personality Disorder*, **6**, 343-359.
Costa, P. T. Jr & McCrae, R. R. (1992b) *Revised NEO Personality Inventory (NEO-PI-R) and NEO Five-Factor Inventory (FFI) Manual*. Odessa, FL: Psychological Assessment Resources.
Dowson, J. H. & Grounds, A. T. (1995) *Personality Disorders: Recognition and Clinical Management*. Cambridge: Cambridge University Press.
Eysenck, H. & Eysenck, S. B. G. (1964) *Manual of the Eysenck Personality Inventory (EPQ)*. London: University of London Press.
Fahlen, T. (1995) Personality traits in social phobia. Comparison with healthy controls. *Journal of Clinical Psychiatry*, **56**, 560-568.
Hathaway, S. R. & McKinley, J. C. (1940). A multiphasic personality schedule (Minnesota): construction of the schedule. *Journal of Psychology*, **10**, 249-254.
Hyler, S. E., Skodol, A. E., Kellman, H. D., et al (1990) Validity of the Personality Disorder Questionnaire - revised: comparison with two structured interviews. *American Journal of Psychiatry*, **147**, 1043-1048.
Langbehn, D. R., Pfohl, B. M., Reynolds, S. et al (1999) The Iowa personality disorder screen: development and preliminary validation of a brief screening interview. *Journal of Personality Disorders*, **13**, 75-89.
Livesley, W. J., Jang, K. L. & Vernon, P. A. (1998) Phenotypic and genetic structure of traits delineating personality disorder. *Archives of General Psychiatry*, **55**, 941-48.
Loranger, A.W., Susman, V. L., Oldham, J. M., et al (1985) *Personality Disorder Examination (PDE). A Structured Interview for DSM-III-R and ICD-9 Personality Disorders. WHOI ADAMHA Pilot Version*. White Plains, NY: New York Hospital, Cornell Medical Center.
Mann, A. H., Jenkins, R., Cutting, J. C., et al (1981) The development and use of a standardised assessment of abnormal personality. *Psychological Medicine*, **11**, 839-847.
Millon, T. (1982) *Millon Clinical Multiaxial Inventory* (2nd edn). Minneapolis: Interpretative Scoring System.
Modestin, J. & Puhan, A. (2000) Comparison of assessments of personality disorder by patients and informants. *Psychopathology*, **33**, 265-270.
Moran, P., Leese, M, Lee, T., et al (2003) Standardised Assessment of Personality - Abbreviated Scale (SAPAS): preliminary validation of a brief scale for personality disorder. *British Journal of Psychiatry*, **183**, 228-232.
Mulder, R. T. & Joyce, P. R. (1997) Temperament and the structure of personality disorder symptoms. *Psychological Medicine*, **27**, 99-106.
Pfohl, B., Stangi, D. & Zimmerman, M. (1983) *Structured Interview for DSM-III Personality (SIDP)*. Iowa City: University of Iowa.
Phillips, K. A., Gunderson, J. G., Triebwasser, J., et al (1998) Reliability and validity of depressive personality disorder. *American Journal of Psychiatry*, **155**, 1044-1048.
Sara, G., Raven, P. & Mann, A. (1996) A comparison of DSM-III-R and ICD-10 personality criteria in an out-patient population. *Psychological Medicine*, **26**, 151-160.
Schneider, K. (1923) [Die psychopathischen Personlichkeiten.] Vienna: Deuticke.

Schneider, K. (1950) *Psychopathic Personalities for Modern Classificatory Schemes* (9th edn). London: Cassell.

Spitzer, R. L., Williams, J. & Gibbon, M. (1987) *Structured Clinical Interview for DSM–III–R (SCID–II)*. New York: Biometrics Research, New York State Psychiatric Institute.

Thompson, D. J. & Goldberg, D. (1987) Hysterical personality disorder. The process of diagnosis in clinical and experimental settings. British Journal of Psychiatry, 150, 241–245.

Tyrer, P. (2002) Practice guidelines for the treatment of borderline personality disorder: a bridge too far. Journal of Personality Disorders, 16, 113–118.

Tyrer, P. (2005) Deconstructing personality disorder. Quarterly Journal of Mental Health, 1, 20–24.

Tyrer P, & Alexander J. (1979) Classification of personality disorder. British Journal of Psychiatry, 135, 163–167.

Widiger, T. A. & Simonsen, E. (2005) Alternative dimensional models of personality disorder: finding a common ground. Journal of Personality Disorders, 19, 110–130.

World Health Organization (1992) *ICD-10 Classification of Diseases and Related Health Problems* (ICD–10). Geneva: WHO

Zanarini, M. C., Frankenburg, F. R., Sickel, A. E., et al (1994) *Diagnostic Interview for DSM–IV Personality Disorders* (DIPD–IV). Massachusetts: McLean Hospital, 115 Mill Street, Belmont.

Zimmerman, M. (1994) Diagnosing personality disorders: a review of issues and research methods. Archives of General Psychiatry, 511, 225–245.

付録 I

精神医学的症候群

ブロック病 Blocq's disease[訳注55)]

失立失歩 astasia-abasia とも呼ばれる。正常な仕方で歩いたり立ったりできないことである。歩行は奇妙であり，いかなる器質性病変をも示唆するものではない。ふらついて倒れそうになるが，ぎりぎりの瞬間に立ち直ることが特徴である。これは転換症状である（ICD-10 では解離性運動障害であり，DSM-IV では転換性障害である）。

ブリケ症候群 Briquet's syndrome[訳注56)]

ブリケ症候群は現在では身体化障害と呼ばれている。いくつかの系にまたがる複数の身体的訴えがあるが，身体的原因が見いだせない病態である。通常，30歳以前に始まり，慢性の経過をたどり，頻繁に医療機関を受診する。ブリケ症候群という言葉は，かつてセントルイスヒステリー St. Louis hysteria の同義語として使われていたが，転換性症状や解離性症状は稀である。

訳注55) Paul Oscar Blocq（1860〜1896）：フランスの病理学者。
訳注56) 1859年にヒステリー症状を最初に記載したフランスの神経学者 Pierre Briquet にちなんで，アメリカ・セントルイスのグループが身体化障害をブリケ症候群と命名した。

カプグラ症候群 Capgras syndrome[訳注57]

身近な人，通常は家族成員がそっくりの替え玉に置き換えられていると確信する，稀な症候群である。その基礎にある精神病理は，幻覚体験というより，むしろ妄想性人物誤認である。関連する他の妄想性人物誤認症候群 delusional misidentification syndrome に，フレゴリ症候群（下記参照），相互変身症候群，主観的二重身症候群がある。相互変身症候群 syndrome of intermetamorphosis は，人々が同じ外見を保持したままアイデンティティを交換しているという妄想が特徴であるが，これはたんなる変装ではなく，身体的かつ心理的な完全な変身である。主観的二重身症候群 syndrome of subjective doubles はもう1人の自分，すなわち二重身 *doppelgänger* がいるという妄想的確信が特徴である。重複記憶錯誤 reduplicative paramnesia とは同一の場所と出来事が存在するという妄想的確信である。

シャルル・ボネ症候群 Charles Bonnet syndrome[訳注58]

これは，他のいかなる精神病症状も精神障害の証拠も伴わない幻視の症候群である。これは視覚障害と関連している。幻視の内容は，直線から人や建物という複合的映像にいたるまでさまざまである。それは楽しいものであることもあれば，苦痛を伴うものであることもある。精神科医にとっての重要性は，それを精神障害と誤診しないことにある。

コタール症候群 Cotard syndrome[訳注59]

自分は死んでいると確信する妄想である。自分が腐敗しつつあり，悪臭を放っているという妄想や，身体の一部が存在しないという妄想（虚

訳注57) Joseph Capgras（1873～1950）：フランスの精神医学者。1923年に "Illusion des sosies（替え玉の錯覚）" を報告した。
訳注58) Charles Bonnet（1720～1793）：スイスの博物学者。
訳注59) Jules Cotard（1840～1889）フランスの神経学者。1880年に "le délire de négation（否定妄想）" を報告した。

無妄想）を伴うことがある．自分には頭がない，あるいは自分には霊がついているから自分の姿を鏡に映して見ることができないという妄想も存在することがある．SCAN（WHO, 1998）はこれを現実感喪失ないし離人症の精神病形態と見なし，こうした症状を現実感喪失ないし離人症の妄想と呼んでいる．

クヴァード症候群（擬娩症候群）Couvade syndrome [訳注60]

これは，パートナーの妊娠および分娩中に，配偶者も産科的症状を訴えるという自己体験の異常である．この病態は通常，妊娠中期および後期に生じ，嘔気，腹痛，歯痛，食物に対する渇望などの症状を訴えるだけでなく，配偶者の病態に対するとらわれがある．自分が妊娠していると確信しているわけではないので，妻の妊娠に関する不安が身体症状に転換されているという点で転換性障害に似ている．妄想があるわけではなく，西洋では妊娠と出産における男性の役割が大きくなっているという理由から，この症候群の頻度が増加しているという証拠がある．したがって，これ自体は転換性障害ではなく，その男性とパートナーの間の深い共感の表れであると見なす人もいる．また，これは胎児に共感しようとする試みである，あるいは親となることについての両価性であると考える人もいる．男性が実際に陣痛を体験するという顕著な形は稀である．

「文化結合」症候群 "culture-bound" syndrome

「文化結合」症候群と呼ばれているが，近年，こうした障害の多くのものがさまざまな文化的状況の中で生じること，そして，他の診断カテゴリー（不安障害や精神病など）と多少とも関連があることが明らかになっている．コロ Koro とは，陰茎が腹部内へ縮み込んでおり，続

訳注60）クヴァード Couvade：南アメリカなどに見られる，妻の出産時に夫も寝床に入って子を産む苦しみをまねる風習．擬娩．

いて死んでしまうという考えを中心とした，不安関連症候群である。伝統的に，シンガポールのマレー文化など特定の文化的状況のみに関連するとされていたが，現在コロは西欧や他の地域でも報告されている。他の症候群に，アモク Amok（東南アジアと関連した解離性あるいはうつ病性障害），ダート症候群 Dhat syndrome（アジアと関連した性心理障害），ウィンディゴ Windigo（自分が人食いになったという妄想を伴ううつ病性の病態であり，アメリカ先住民に見られる），ススト Susto（魂の喪失に関連する不安障害であり，中南米に見られる）がある。ラター Latah は，驚愕が誘発する精神的混乱，自動服従，反響動作，過度の被暗示性からなり，東南アジアで生じる。エスキモーに見られるピブロクト Pibloct は，雪の中を泣き叫びながら裸で走り回るという発作を呈する。

ドゥ・クレランボー症候群 de Clérambault's syndrome または恋愛妄想（症）erotomania[訳注61]

　これは，しばしば独身女性である患者が高貴な人に愛されていると確信する病態である。通常，恋人であると想定された人は近づくことのできない人，たとえばテレビを観ている時にしか見られない有名なテレビ出演者である。患者は，彼女の愛の対象は現在，さまざまな理由のため，その気持ちを自分に知らせることができないと確信していることがあり，その人は自分がいなければ幸福な人生を送れないと感じていることもある。時に患者は欲望の対象に対してストーカー行為や嫌がらせをすることがあり，こうした行動は愛の逆説的証明と見なされている。恋愛妄想（症）は妄想型統合失調症の一症状のこともある。

訳注61) de Clérambault (1872～1934)：フランスの精神医学者。de Clérambault 症候群とは，フランス語圏では精神自動症症候群を指すが，英語圏では恋愛妄想（症）を指す。

ディオゲネス症候群 Diogenes syndrome^{訳注62)}

これは重大なセルフケアの無視が特徴である。とくに高齢の孤立した人に多いが，必ずしもそうとは限らない。彼らはしばしば裕福で知的であり，50％の人には精神疾患がないが，孤立した生活史があり妄想性パーソナリティ障害があることがある。これはパーソナリティ障害の末期であると考える専門家もいる。それ以外の人は統合失調症か認知症である。セルフケアの無視だけでなく，不潔な状態の中で居住し，援助の申し出を拒否し，時にごみを蓄積しているが（ため込み癖 syllogomania^{訳注63)}），にもかかわらず自分の状況に無関心であるように見える。

エクボム症候群 Ekbom's syndrome^{訳注64)}

これはむずむず脚症候群 restless legs syndrome とも呼ばれる。よく見られる感覚運動性障害であり，有病率は1～5％である。患者は，主に脚，稀に腕に生じる不快な感覚を訴える。症状は安静時にのみ生じ，夕方あるいは夜に顕著になる。手足を動かしたいという強い衝動がしばしばあるが，そうしても症状の一時的な軽減にしかならない。睡眠中の脚の周期的運動が特徴であり，これが入眠に支障をきたすこともある。男性にも女性にも同じようによく見られ，年齢が上がるにつれて有病率も上昇する。家族性のこともある。

訳注62) ディオゲネス（紀元前412？～紀元前323）：古代ギリシアの哲学者。犬のような生活を送り，大樽を住処にした。
訳注63) Syllogomania：sylloge- = "to collect". Compulsive hoarding（強迫的ため込み）とも呼ばれる。
訳注64) Karl Axel Ekbom（1907～1977）：スウェーデンの神経学者。

フレゴリ症候群 Frégoli syndrome[訳注65]

これは妄想性人物誤認症候群の1つであり、患者が会うさまざまな人は、実は1人の同じ人物が変装しているのだと確信される。たとえばある患者は、隣人は自分を見張るために、外見、服装、性別さえも自由に変えることができると確信していた。

ガンゼル症候群 Ganser syndrome[訳注66]

この症候群は1898年、4人の犯罪者に生じた際に最初に記述された。裁判を待っている、あるいは戦争に行くといった重度のストレス下にある未決囚や軍人との関連が以前より指摘されている。その人は重度の精神疾患とはどんなものであるかに関する自身の見かたを模倣していると思われる。その特徴は的はずし応答 approximate answers, Vorbeireden（返答は問いが理解されていることを示しているが、その返答は不正確でばかげたものである）、失見当識を伴う意識混濁、幻覚（幻聴あるいは幻視）、エピソード中の期間に関する健忘である。保続、反響言語、反響動作、ヒステリー性麻痺が見られることもあり、観察されていると症状が悪化する。この症候群は最近の頭部外傷あるいは重度の情動的ストレスの最近の既往と関連があり、きわめて速やかに消失するが、引き続いて大うつ病が生じることもある。パーソナリティ障害はリスク要因である。この症候群は虚偽性障害、詐病の一形態、ヒステリー性の病態（よってヒステリー性仮性認知症と呼ばれる）、器質的基盤のあるもの、あるいは反応精神病（Ungvari & Mullen, 1997）などさまざまな定式化が行われてきた。

訳注65) Courbon, P. と Fail, G. が1927年に論文 "Syndrome d'illusion de Frégoli et schizophrénie（フレゴリ錯覚症候群と統合失調症）" の中で報告した。Frégoli とは舞台での素早い変装で有名なイタリアの役者 Leopoldo Frégoli にちなんだもの。

訳注66) Sigbert Josef Maria Ganser (1853～1931)：ドイツの精神医学者。

コルサコフ症候群 Korsakoff's syndrome[訳注67]

これは慢性アルコール乱用で生じるサイアミン欠乏によって引き起こされる健忘性障害である。近時記憶の機能障害，無感情，記憶の間隙を埋めるための作話を特徴とする。

オセロ症候群 Othello syndrome[訳注68]

これは病的嫉妬 morbid jealousy とも呼ばれ，配偶者やパートナーが不貞をはたらいているという妄想的確信ないし優格観念である。女性より男性に多く生じ，それのみで生じることもあれば，統合失調症，アルコール乱用，コカイン乱用の一症状として生じることもある。この症候群は非常に危険であり，ストーカー行為を行ったり探し回ったりし，時に暴力に至ることもある。

ミュンヒハウゼン症候群 Munchausen's syndrome[訳注69]

これは病院嗜癖 hospital addiction とも呼ばれ，虚偽性障害のカテゴリーに属する。その特徴は繰り返し医療機関を訪れ，もっともらしい症状と劇的な病歴のある急性疾患に見えそうなものを理由に入院治療を要求するが，その症状も病歴もすべて虚偽のものである。入院するために自傷することもある。この障害は1950年代に初めて精神科文献に登場した。詐病と異なり，金銭といった二次的利得がないように見える。むしろ，動機は病者の役割を負って医療を受けることのように思われる。

訳注67) Sergei Sergeievich Korsakoff（1854〜1900）：ロシアの精神神経学者。
訳注68)『オセロ』（Othello）：シェイクスピア作の悲劇。オセロが旗手イアーゴーの奸計に陥り，妻の貞操を疑い殺す。
訳注69) Karl Friedrich Hieronymus Freiherr von Münchhausen（1720〜1797）：ドイツの貴族。

代理人によるミュンヒハウゼン症候群 Munchausen's syndrome by proxy

これは 1976 年に初めて命名されたが,診断としては議論が分かれている。通常は母親が(母親に限らない),自分が世話をしている子ども(あるいは他の人)に意図的に疾病を引き起こす,あるいはねつ造する。このように,病者の役割に入りたいという欲求を満たすために子ども(あるいは他の人)を用いる。1歳で死亡したフォン・ミュンヒハウゼン男爵の1人っ子の名にちなんで,ポーレ症候群 Polle syndrome とも呼ばれる。この症候群に関する論争はこの障害を支える動機づけに関する推定や,診断的であると言われる特徴や,不十分な妥当性がもとになっている。また最近,この診断に基づく有罪判決が英国の裁判所で覆されている。

■文　献

Ungvari, G. S. & Mullen, P. E. (1997) Reactive Psychosis. In *Troublesome disguises: Underdiagnosed Psychiatric Syndromes* (eds D. Bhugra & A. Munro), pp. 52–90. Oxford: Blackwell Science.

World Health Organization (1998) *Schedules for Clinical Assessment in Neuropsychiatry*. Geneva: WHO.

付録 II

防衛と変容

防衛機制 defence mechanisms

　防衛機制とは，心が圧倒的な不安やストレスから自身を守るために用いる技法である。これらの機制はそれ自体が単位なのではなく，もともと精神分析に由来する，症状と行動を説明するための説明である。下記のリストはすべての防衛機制を網羅したものではなく，実際に最もよく見られるものを挙げている。

利他性 altruism

　自分自身の欲求を他者の人生を通して満足させようとする機制を示す。たとえば，医師になりたかった男性が，家族にこの職業に就くように「押しつけ」，家族が彼の期待に応えないと自分自身を責める。

否認 denial

　脅威を与えるような現実を認めることの表現上の拒否と定義される（たとえば，「ここでそんなことが起こるはずがない」）。これは重大な身体疾患のある人にとくに関連がある。自分や愛する人になんらかの病気が存在すると告知されても否認し，その事実が繰り返し伝え続けられ

ていても，否認が持続することがある。否認という用語は，つらい話題や考えを知っていながら意識的に回避することに対してもしばしば用いられるが，これは不適切な使い方である。

置き換え displacement

関心や情動がある対象から脅威の少ない別の対象へと移される結果，後者が前者に取って代わる過程である。たとえば，交通事故で子どもを亡くしたのち，危険運転に反対する運動にひたすら没頭する人は，この防御を示している。心理的な見方からすれば，子どもに向けられていた感情が，その運動の理想に向けられた感情に取って代わられている。よりありふれた例でいえば，職場で問題を抱えている人が，上司に対して感じている怒りを，家庭で刺激性と不機嫌さを示すことによって家族に置き換えたり，未婚女性が子どもの代わりに多数の猫を飼い集めたりする。

理想化 idealisation

ある人や組織が万能であると考えること（たとえば，「あなたは私を救ってくれる」）。

攻撃者との同一化 identification with the aggressor

被害者が加害者の性質や欠点を同化し始める場合に観察される。これが見られるのは，虐待された妻が自分は殴られて当然であると信じ，自分に対する夫の攻撃を正当化する場合である。いま1つの例に「ストックホルム症候群 Stockholm syndrome[訳注70]」がある（Favfaroら，2000）。

訳注70）ストックホルム症候群：1973年のストックホルムでの銀行強盗人質立てこもり事件から名づけられた。

投影 projection

　自分自身の心の中の受け入れがたい不安，衝動，特質に対する防衛であり，それらは外部の起源によるものとされる。たとえば，他人のことを優柔不断だという人は，無意識的に自分自身の優柔不断さを投影していることがある。こうすることによって，内なる脅威が外在化され，より扱いやすくなる。

投影的同一視 projective identification

　まず自分の一面が別の人に投影されるという防衛。投影した人は，受け取った人が投影されたものと同一化するよう強制し，両者は一体感を感じる。その結果，受け取った人は投影した人に類似した行動を取ることがある。

合理化 rationalisation

　自尊心がおびやかされる時に，自分のとった受け入れられない行動を正当化する言い訳を見つけることなどである。たとえば，「彼が最初に私をなぐったのだから，私がとった行動に問題はなかった」。

反動形成 reaction formation

　受け入れられない衝動を否認し，その反対の行動をとること。これによって，道徳性に関する運動を行ったり，逆にその話題にみだらな関心をもったりすることがある。

抑圧 repression

　心を守るためにつらい考えや衝動を無意識的に忘れることが特徴である。これは否認と重なり合う。

身体感覚性増幅 somatosensory amplification

　身体感覚を異常に強い，あるいは苦痛を与えるものと体験する傾向であり（Barsky, 2000），これが身体化障害と身体表現性障害を支えていると考えられている。

スプリッティング splitting

　境界性パーソナリティ障害の人に最も頻繁に見られ，過去の人も現在の人も両極端に分けられる。たとえば，ある人を完全であるか重大な欠点があるか，自分だけを大事にしてくれるか自分を拒絶しているか，のいずれかであると見なす。

昇華 sublimation

　受け入れられない衝動や欲望を，より受け入れられる代替のものに移し替えること。たとえば，怒りが政治的運動に移し替えられる。Freudは自らの性的欲望を学問の追究によって昇華したということが示唆されている。昇華は置き換えに類似している。

認知の変容 cognitive distortions

　認知の変容とは自分自身，他の人，および自身の将来に対する，その人の見方に影響を与える思考の誤りである。以下は，Burns（1990）[訳注71]とEllisとGrieger（1986）からの引用である。

全か無か思考 all-or-nothing thinking

　ものごとを見るのに，黒か白かで見てしまう。成績が完全でなけれ

訳注71）Burns（1990）からの引用部分については，野村総一郎ら訳:『いやな気分よ，さようなら―自分で学ぶ「抑うつ」克服法　増補改訂第2版』．星和書店，東京，2004を訳語の参考にした。

ば，自分のことをまったくの落伍者と見なす。たとえば，どうしても就きたかった役職に昇進できないと，この先も自分は決して昇進しないだろうとか，これまでの履歴が崩れてしまったと信じ込む。

承認の希求 approval-seeking

常に人から承認され，愛されていなければならず，さもなければ人生はつらい。その結果，他人からの承認を得るために自分の要求について妥協する。

比較 comparison

ほとんど情報がないのに，あるいはたった1つの出来事に基づいて，絶えず自分を他人と比較し，自分のほうが優れているとか劣っているとか感じる。

マイナス化思考 disqualifying positive

プラスの体験をしても，なんやかやと理由をつけて「価値がない」と主張して，それを拒絶する。こうして，日々の体験とは矛盾したマイナスの確信を持ち続ける。たとえば，感じのよい従業員に挨拶されると，転職するための推薦状を書いてほしいからだろうと言う。これによって生活から楽しみが奪われ，報われない感じがする。

感情的決めつけ（情動による推論）emotional reasoning

自分の否定的な情動が必ず実際のものごとのあり方を反映していると見なすこと。すなわち，「私はそう感じる。だからそれは真実にちがいない」と。たとえば，大量の仕事を前にして，どうすることもできないと感じると，やってみても無駄だと結論づける。

公正さの誤謬推理 fallacy of fairness

マイナスの出来事について，それが公正さの問題ではないのに不公平だと判断する。たとえば，健康的なライフスタイルを送っているのに病気になると，「なんて不公平だ」と考える。もちろん，人はライフスタイルの如何にかかわらず病気になる。

結論への飛躍 jumping to conclusions

自分が出した結論を十分に支持する決定的事実がないにもかかわらず，否定的な解釈をする。これには2つのタイプが見られる。

- 心の読みすぎ（心を読むこと）mind reading：それを支持する事実がないのに，否定的な結論を自動的に引き出す。たとえば，自分の娘が部屋を片づけようとしないのは，わざと自分を怒らせようとしているからだと信じ込む。
- 先読みの誤り（易者の誤り）fortune-teller error：ものごとが悪い結果になると予測できると，その予測が既成事実であると確信する。たとえば，誰かをデートに誘おうかと考える時，どうせ断られるだろうと考え，誘わないでおこうと決める。

レッテル貼り labelling，誤ったレッテル貼り mislabelling

これは過度の一般化の極端な形であり，自分の誤りを述べるかわりに，自分にマイナスのレッテルを貼る。たとえば，ダイエットを途中でやめると，「私は意志の弱いだらしない人間だ」と言う。誰かの行動にいらだつと，その人に「自分勝手なやつだ」というマイナスのレッテルを貼る。誤ったレッテル貼りとは，ある出来事を描写するのに極度に粉飾した，感情の付与された言葉を遣うことなどである。

拡大解釈（過大視）magnification（破局視 catastrophising），過小評価 minimisation

起こりうる最悪の結果だけを考えて，それが起こる蓋然性を過大に評価する（過大視）。あるいは，ある特質や出来事の重要性を不適切なほど小さく考える（過小評価）。これは「双眼鏡トリック binocular trick」とも呼ばれる。たとえば，頭が痛いとがんだと思う（過大視）。あるいは，テニスをしていて第1セットを落としたが，試合が持ち直し，勝ったとする。他者からほめられた時，プレイがひどかったから，勝ったのはたまたまの偶然だと言う（過小評価）。あるいは「テレビ契約料の支払い期限が来ているが，かまわない。まだしばらく待てる」（過小評価）。

心のフィルター mental filtering／選択的知覚 selective perception

単一のマイナスの細部を取り上げては，そのことだけを考え続け，残りの部分はすべて無視するため，現実全体の見え方が暗くなる。たとえば，ある運転手が手をふって合図をし，自分を車線に入れてくれても，のちに別の車が自分の前に割り込んでくると，運転手はみんな無礼で不親切だと信じ込む。あるいは女性の場合，パーティーに出席した時，皆に「素敵な格好だね」と言われても，誰かに「髪を染めたほうがいいよ」と言われると，気分を害し，その夜が台無しになる。

一般化のしすぎ（過度の一般化）overgeneralisation

単一のマイナスの出来事をとりあげ，それから一般的なルールを作り出すが，そのルールを試すことすらしない。「いつも」，「決して」，「みんな」といった言葉が考えに行き渡っている。たとえば，「私はいつも物事を台無しにしている」，「私は何もうまくいかない。みんなが私にうんざりしている」と言う。あるいは，内気な人は誰かに無視されると「みんな自分のことばかり考えている」と思うため，他の人と会おうと

することに何の意味も見いださなくなる。

完全主義 perfectionism
自分も他人も完全でなくてはならず、そうではないと、大した問題でなくても気分を害す。

個人化（自己関連づけ）personalisation
実際は自分に主たる責任はないのに、マイナスの外的出来事の原因が自分にあると考えること。たとえば、自分の子どもが学校で悪い行いをした際に自分を責める。その情動的結果は罪悪感である。

還元主義 reductionism
ある状況の複合的原因や潜在的利点を見落とし、それを1つの単純な原因と1つの単純な結果に還元する。息子が大学入学のための点数が足りないと、息子は決して人生で成功しないだろう、あるいはこの経験から息子は次の試験に向けていっそう頑張ることになるかもしれないと考える。

独善的認知 self-righteous cognitions
人は常に正しいと思うことをすべきであり、そうしない場合には、人は間違っているのであり、罰せられるべきである。こうした人は他人に対して批判的であり、他人を「愚か」、「悪い」などと見なす。

すべき思考 should statements
あたかも、何かができるようになる前に罰を受けなければならないかのように、「すべきである」と「すべきではない」、「しなければならない」と「して当然である」によって自分を動機づけようとする。その情動的結果は罪悪感である。すべき思考を他者に向けると、怒り、欲求不

満，憤慨を感じる。たとえば，精神科の待合室で待たされていると，「彼はもっと配慮すべきだ。私はここまで急いで来なければならなかったのに」とひそかに思う。実はその精神科医は救急ケースに対応しているのであるが。論理情動行動療法を発展させた精神療法家 Albert Ellis は，このすべき思考を"musterbation（すべき自慰）訳注72)"と呼んだ。

「ああ悲しいかな」"Woe is me"

状況がありふれたものであっても，自分は被害者だと考える。たとえば，ミルクを切らしたので，買い物に行かなければならない。その日の早いうちに買い物をしていた時，わざわざミルクを買うことをしなかったのであるから，今から買いに行くのは挑戦であると見なし，買おうとしない。

【謝　辞】

この付録の校正読みを援助してくださったアイルランド・ダブリンのマーター・ミゼリコーディエ病院上級臨床心理士 Odhran McCarthy 氏に感謝します。

■文　献

Barsky, A. J. (1992) Amplification, somatization and the somatoform disorders. *Psychosomatics*, 33, 28–34.
Burns, D. (1990) *Feeling Good. The New Mood Therapy.* New York: New American Library.
Ellis, A. & Grieger, R. (1986) *Handbook of Rational-Emotive Therapy.* 2. New York: Springer.
Favaro, A., Degortes, D., Colombo, G., *et al* (2000) The effects of trauma among kidnap victims in Sardinia, Italy. *Psychological Medicine*, 30, 975–980.

訳注 72) Musterbation：must（しなければならない）と masturbation（自慰）を合成した，Albert Ellis による造語。

索 引

【欧 語】

[A]

abnormal complex patterns of behaviour　157
abnormal emotional reactions　105
abnormal expressions of emotion　107
abnormal induced movements　148
acalculia　81
acute organic syndromes　3
affect　103
affect illusions　26
affective incontinence　112
aggression　162
agnosia　81
agnosic alexia　81
akinetic mutism　78, 158
alcoholic hallucinosis　41
alienation of motor acts　137
all-or-nothing thinking　202
altruism　199
Alzheimer's disease　5
ambitendency　152
ambivalence　152
amnesia　89
amnesic disorder　4
Amok　194
anankastic (obsessive-compulsive) personality disorder　183
anhedonia　113
anosognosia　48
anterograde amnesia　92
anxiety　105
anxiety amnesia　93
anxious (avoidant) personality disorder　184
anxious foreboding　107
apathy　109, 115
aphasia　80
aphonia　77
apophanous experience　125
apophany　63
approval-seeking　203
approximate answers　196
aschemazia　47
Asperger syndrome　177
astasia-abasia　191
asyndesis　74
athetosis　146
attention　129
auditory hallucinations　33
auditory illusions　25
autobiographical memory　88
autochthonous delusion　63
automatic obedience　148
autoscopy　43
awareness of the performance of one's actions　120

[B]

being born again　123

belle indifférence 108
binocular trick 205
Bizarreries 143
blackout 92
black patch disease 32
blocking or obstruction 141
Blocq's disease 191
body image distortions 47
borderline personality disorder 180
Briquet's syndrome 179, 191
Broca's aphasia 82
Brown-Sequard paralysis 47

[C]

CA 51
Capgras syndrome 100, 192
catalepsy 156
catastrophising 205
catatonic stupor 158
categorical approach 168
central (conduction) aphasia 82
changes in spatial form 22
Charles Bonnet syndrome 31, 192
chloropsia 22
chorea 145
chronic organic states 5
chronological age 51
CIDI 18
circumstantiality 55, 56
cocaine bug 38
cognitive distortions 202
command automatism 148
command negativism 151
comorbidity 16
comparison 203
completion illusions 26
Composite International Diagnostic
    Interview 18
compulsion 59
compulsive repetition 149
conceptual thinking 53
concrete thinking 74

condensation 74
confabulation 95
consciousness 129
contrast thinking 59
converse or lack of emotional
    response 107
co-operation 150
cortical motor aphasia 82
Cotard syndrome 192
Couvade syndrome 193
cryptamnesia 98
"culture-bound" syndrome 193

[D]

declarative memory 89
de Clérambault's syndrome 194
defence mechanisms 199
déjà entendu 99
déjà pensé 99
déjà vu 99
delirium 4, 161
delusional dysmorphobia 71
delusional memories 64, 99
delusional misidentification
    syndrome 192
delusional misinterpretation 63
delusional mood 63
delusional perception 63
delusional preoccupation 71
delusional work 65
delusional zoopathy 40
delusion-like idea 62
delusion of ill health 70
delusion of incurable insanity 70
delusion of infidelity 68
delusion of love 69
delusion of negation 72
delusion of persecution 66
delusion of reference 66
delusion of poisoning 67
delusions of enormity 72
delusions of guilt 71

索引　211

delusions of influence　67
delusions of passivity　137
delusions of poverty　72
dementia　5, 52
denial　109, 199
dependent personality disorder　184
depersonalisation　120
depressive mood　106
depressive personality disorder　187
depressive pseudodementia　93
derailment　75
derealisation　120
dereistic thinking　53
desultory thinking　76
dhat syndrome　194
Diagnostic Interview for DSM-IV Personality Disorders　173
dimensional approach　169
Diogenes syndrome　176, 195
DIPD　173
disease entities　1
disorders of adaptive movements　139
disorders of content of thinking　62
disorders of continuity of thinking　57
disorders of expressive movements　139
disorders of goal-directed movements　141
disorders of non-adaptive movements　144
disorders of posture　155
disorders of reactive movements　140
disorders of the stream of thought　54
disorders of thought tempo　55
displacement　74, 200
displacement activity　144
disqualifying positive　203
dissocial personality disorder　181
dissociation of affect　108
dissociative amnesia　90
dissociative depersonalisation　121
dissociative fugue　135
dissociative identity disorder　123
distortions of experience of time　24
distractibility　129
disturbance of awareness of self-activity　120
disturbance of body image　124
disturbance of the continuity of self　123
disturbances in the immediate awareness of self-unity　122
disturbances of the boundaries of the self　124
doppelganger　43
doppelgänger　192
dream-like change of consciousness　132
drivelling　75
drivelling thinking　76
DSM-III パーソナリティ障害のための構造化面接　173
DSM-II 軸のための構造化臨床面接　173
DSM-IV　8, 14
DSM-IV-PC　9
DSM-IV-TR　8
DSM-IV パーソナリティ障害のための診断面接　173
dysmegalopsia　22
dysphasia　80
dysphoric mania　111, 115

[E]

Écho de la pensée　34
echolalia　148, 155
echologia　155
echopraxia　148
echo speech　148
ecstasy　116, 140

ego consciousness   119
ego-dystonic   7
ego-dystonicity   61
ego-syntonic   6
ego-syntonicity   61
eidetic imagery   28
eidetic images   101
Ekbom's syndrome   195
elation   115
elective mutism   77
emotion   103
emotional constriction   110
emotional flattening   110
emotional lability   112, 140
emotionally unstable personality
   disorder   179
emotional reasoning   203
encoding   87
enduring personality change after
   a catastrophic experience   188
EPI   171
episodic memory   89
erotomania   69, 194
erythropsia   22
euphoria   115
exaltation   140
excessive emotional reactions   107
excitement   159
explicit memory   89
expressive aphasia   82
extended suicide   163
extracampine hallucination   43
extrapyramidal side-effects   164
Eysenck Personality
   Inventory   171

[F]

"fabricated" experience   125
facial contortion   140
factitious disorder   98
fallacy of fairness   204
false memory   94

false memory syndrome   91
false perception   27
false recognition   99
false reconnaissance   99
fantastic hallucinosis   69
fantastic illusion   25
fantasy lover syndrome   69
feeling   103
flashback   100
flashbulb memory   88, 100
flattening of affect   110
flexibilitas cerea   156
flight of ideas   55
flow of speech   153
forced grasping   150
forced laughing   112
forced weeping   112
formication   38
fortune-teller error   204
Fregoli syndrome   196
frontal lobe dementia   5
fugues   135
fugue state   135
functional disorders   5
functional hallucination   42
functional incapacity   105
functional states   3
functional syndromes   5
fusion   75

[G]

GAF   15
Ganser's syndrome   78
Ganser syndrome   196
Gedankenlautwerden   34
Gegenhalten   151
Gerstmann syndrome   49
Gjessing's periodic catatonia   158
Global Assessment of
   Functioning   15
goal-directed abnormal patterns of
   behaviour   162

索引　213

Gordon's phenomenon　146
grandiose delusion　69
grasp reflex　150
grief reaction　104
grimacing　140
gustatory hallucinations　38

[H]

hallucinations　27
hallucinatory syndromes　41
hallucinosis　41
hemisomatognosia　48
hemispatial neglect　48
histrionic personality disorder　178
humour　167
Huntington's chorea　145
hyperacusis　21
hyperaesthesia　21
hyperamnesia　100
hyperschemazia　47
hypnagogic hallucination　44
hypnopompic hallucination　44
hypoacusis　22
hypoaesthesia　21
hypochondriasis　71
hypokinesia　157
hyposchemazia　47
hysterical amnesia　90
hysterical pseudodementia　78, 97
hysterical psychosis　30
hysterical twilight state　135

[I]

ICD-10　8, 16
Ichbewusstsein　119
idealisation　200
ideational perseveration　149
identification with the aggressor　200
illusion　25
imaginative thinking　53
impairment of switching　149

imperative hallucination　33
implicit memory　89
impulsive actions　161
impulsive personality disorder　179
inadequacy and incongruity of affect　109
incoherence　55
inhibition or slowing of thinking　56
intellectual disability　52
functional hallucination　27
intellectual misunderstanding　27
intention tremor　145
intermediate aphasia　82
intermittent explosive disorder　179
intrusive recollection　101
Iowa Personality Disorder Screen　171
IPDS　171
irritability　115

[J]

jamais vu　99
jumping to conclusions　204

[K]

katathymic amnesia　91
kinaesthetic hallucinations　39
koro　48, 193
Korsakoff's syndrome　2, 197

[L]

labelling　204
lability of affect　111
Latah　194
late-onset schizophrenia　36
learning disability　52
lethologia　96
Lewy body disease　5
lilliputian hallucination　36
logoclonia　149
long-term memory　87
loss of control　125

loss of emotional resonance 122
lowering of consciousness 133

[M]

MA 51
macropsia 23
"made" experience 125
magnetic reaction 150
magnification 205
malapropism 80
malingering 98
mania à potu 161
mannerism 143, 154
manneristic posture 155
MCMI 172
megalopsia 23
memory distrust syndrome 94
memory hallucination 96
mental age 51
mental filtering 205
mentalisation 126
metamorphopsia 23
metonyms 74
micropsia 22
Millon Clinical Multiaxial
　　Inventory 172
mind reading 204
minimisation 205
Minnesota Multiphasic Personality
　　Inventory 171
misidentification 99
mislabelling 204
misuse of symbols 74
Mitgehen 150
Mitmachen 150
mixed personality disorder 187
MMPI 171
mood 103
morbid anxiety 115
morbid depression 114
morbid disorders of emotion 112
morbid expressions of emotion 109

morbid jealousy 197
moria 116
motivated forgetting 91
motor speech disturbances 152
Müller-Lyer illusion 25
multiple personality disorder 123
Munchausen's by proxy 97
Munchausen's syndrome 97, 197
Munchausen's syndrome by
　　proxy 198
musterbation 207
mutism 77

[N]

narcissistic personality disorder 185
negative autoscopy 44
negative misidentification 100
negativism 151
neologisms 79
NEO-PR 172
neurosis 6
neurotic 6
Neuroticism, Extraversion, Openness
　　Personality Inventory 172
nihilistic delusion 72, 120
nominal (amnesic) aphasia 82
non-goal-directed abnormal patterns
　　of behaviour 157
normal emotional reactions 104

[O]

obsession 58, 59
obsessional idea 59
obsessional image 59
obsessional impulse 60
obsessional thinking 59
occupational delirium 132
ointment face 139
olfactory hallucinations 37
omission 75
opposition 151
ordered flight of ideas 55

索引 215

organic amnesia 91
organic hallucinosis 4, 41
organic states 3
organic stupor 4
organic syndromes 3
orientation for person 131
orientation for place 131
orientation in time 131
Othello syndrome 197
overgeneralisation 205
overvalued idea 62

[P]

Padre Pio phenomenon 38
pain and deep sensation 39
palilalia 149
panic attack 106
parakinesia 140
parakinetic catatonia 147
paranoia 67
paranoid 67
paranoid personality disorder 176
paranoid psychosis 65
paraphasia 79, 154
paraschemazia 48
parathymia 109
pareidolia 26
PAS 172
passive aggressive personality disorder 186
passive attention 129
passivity phenomenon 125
pathological drunkenness 161
pathological intoxication 161
pathological lying 96
PDQ 172, 174
perfectionism 206
perplexity 109
perseveration 57, 149, 154
perseveration of posture 152, 156
personalisation 120, 206
Personality Assessment

Schedule 172
Personality Disorder Examination 173
Personality Disorder Questionnaire 172, 174
petit mal status 158
phantom limb 45
phantom mirror-image 43
phantom organ 46
phobia 60, 106
phonemes 33
Pibloct 194
pictorial thinking 96
Polle syndrome 198
porropsia 23
positive misidentification 100
post-traumatic stress disorder 100
Present State Examination 17
pressure of speech 56
primary delusions 63
proactive interference 90
procedural memory 89
projection 201
projective identification 201
prolixity 55
promiscuous behaviour 163
PSE 17
pseudodementia 78
pseudo-hallucination 28
pseudologia fantastica 96
psychiatric disorders の分類 1
psychogenic amnesia 90
psychogenic excitement 160
psychogenic psychosis 8
psychogenic stupor 158
psychological pillow 155
psychomotor retardation 113
psychosis 6
psychotic 6
pure word deafness 81
pure word dumbness 83

[R]

rationalisation 201
rational thinking 53
reaction formation 201
reactive movements 140
reactivity of mood 107
reality of delusions 72
receptive aphasia 81
recovered memory syndrome 91
reductionism 206
reduplicative paramnesia 192
reflex hallucination 42
relational memory 89
repression 91, 201
restless legs syndrome 195
restriction of consciousness 134
retroactive interference 90
retrograde amnesia 92
retrospective delusion 96, 99
retrospective falsification 93
Ribot's law of memory
　　regression 93
rumination 58

[S]

SAP 172
SAPAS 172
SCAN 17
Schedule for Clinical Assessment in
　　Neuropsychiatry 17
schizoid personality disorder 176
schizophasia 80
schizophrenic dementia 52
schizotypal personality disorder 178
Schnauzkrampf 140, 158
Schneiderの一級症状 33
SCID-II 173
screen memory 95
secondary delusions 64
selective perception 205
self-disorder 126

self-experience 119
self-righteous cognitions 206
semantic encoding 88
semantic memory 89
sense of existence 120
sense of personal possession 120
sense of "presence" 40
sensitiver Beziehungswahn 65
sensory deprivation 32
sensory deception 21
sensory distortion 21
sensory memory 87
sexual hallucinations 38
short-term memory 87
should statements 206
SID-P 173
skill memory 89
smiling depression 139
snout spasm 140, 158
somatoparaphrenia 48
somatosensory amplification 202
source amnesia 94
spasmodic torticollis 145
speech confusion 80
Sperrung 141
splitting 202
spontaneous movements 144
stammering and stuttering 76
Standardised Assessment of
　　Personality 172
Standardised Assessment of
　　Personality Abbreviated
　　Scale 172
static tremor 144
status epilepticus 158
stereotyped movement 147
stereotyped posture 155
stereotypy 147, 154
stiffening of affect 110
St. Louis hysteria 191
Stockholm syndrome 200
stock word 79

Stroop test　　5
Structured Clinical Interview for
　　　DSM-II　　173
Structured Interview for DSM-III
　　　Personality Disorders　　173
stupor　　157
subacute delirium　　4
subjective motor disorders　　137
sublimation　　202
substitution　　75
sudden delusional idea　　63
suggestion　　30
superficial hallucinations　　39
suppression　　91
Susto　　194
Sydenham's chorea　　145
syllogomania　　195
synaesthesia　　42
syndrome of
　　　intermetamorphosis　　192
syndrome of subjective
　　　doubles　　192
syndromes　　1
syntactical aphasia　　82
systematization　　64

[T]

tactile hallucinations　　38
talking past the point　　78
tardive dyskinesia　　146
technical neologism　　79
telegram style　　83
theory of mind　　126
thought alienation　　60
thought blocking　　58
thought broadcasting　　34, 61
thought deprivation　　61
thought diffusion　　34
thought insertion　　60
tics　　144
torpor　　4, 133
trailing phenomena　　27

"tram-line" thinking　　2
transitory thinking　　76
true delusion　　62
true hallucinations　　28
twilight state　　4, 134
two-memberedness　　64

[U]

undirected fantasy thinking　　53

[V]

verbal perseveration　　154
verbal stereotypy　　57, 154
verbigeration　　154
visceral hallucinations　　39
visual asymbolia　　81
visual encoding　　88
visual illusions　　25
vital hypochondriacal
　　　depression　　113
Vorbeireden　　78, 196
Vorbeireden or approximate
　　　answers　　97

[W]

waxy flexibility　　156
Windigo　　194
Wisconsin Card Sorting test　　5
Witzelsucht　　5, 116
"Woe is me"　　207
working memory　　87
Wurgstimme　　154

[X]

xanthopsia　　22

[Y]

Yerkes-Dodson curve　　105

【日本語】

[あ]

「ああ悲しいかな」　207
アイオワパーソナリティ障害
　　スクリーニング　171
アイゼンクパーソナリティ検査　171
亜急性せん妄　4
アスペルガー症候群　177
圧縮　74
アテトーゼ　146
あぶら顔　139
アポフェニー　63
アポフェニー体験　125
アモク　194
誤ったレッテル貼り　204
アルコール幻覚症　41
アルツハイマー病　5
暗示　30
アンヘドニア　113

[い]

域外幻覚　43
意識　129
意識水準の低下　133
意識の狭縮　134
意識の障害　130
意識の夢幻様変化　132
異常な情動反応　105
異常な情動表現　107
異常な複雑行動パターン　157
異常な誘発運動　148
依存性パーソナリティ障害　184
一次症状　3
一時的思考　76
一次妄想　63
一次妄想体験　63
一般化のしすぎ
　　（過度の一般化）　205
偽りの知覚　27
偽りの認識　99
意味記憶　89

意味的符号化　88
陰性自己像幻視　44
陰性人物誤認　100
隠蔽記憶　95

[う]

ウィスコンシンカード分類検査　5
ウィンディゴ　194
迂遠　55, 56
うつ病　112
うつ病性仮性認知症　93
うつ病性昏迷　114, 159
運動感覚幻覚　39
運動行為の疎隔化　137
運動錯誤　140
運動錯誤性緊張病　147
運動性言語障害　152
運動性語図式　81

[え]

エクボム症候群　195
エピソード記憶　89
演技性パーソナリティ障害　178

[お]

黄視症　22
置き換え　200
置き換え活動　144
押し殺した声　154
オセロ症候群　197
音素　33
音連合　55

[か]

絵画的思考　96
回顧性錯誤　93
回顧性妄想　96, 99
外示記憶　89
外傷後ストレス障害　100
概念的思考　53
回復記憶症候群　91
解離性健忘　90

索引　219

解離性同一性障害　123
解離性遁走　135
解離性離人症　121
会話錯乱　80
会話の流れ　153
学習能力障害　52
拡大解釈（過大視）　205
拡大自殺　163
過小評価　205
仮性認知症　78
カタチーム健忘　91
カタレプシー　156
カテゴリー方式　168
過度の情動反応　107
カプグラ症候群　100
カプグラ症候群　192
過包含　74
「仮面」うつ病　111
感覚過敏　21
感覚記憶　87
感覚強度の増大　21
感覚錯誤　21, 25
感覚遮断　32
感覚鈍麻　21
感覚変容　21
関係記憶　89
関係妄想　66
間欠性爆発性障害　179
還元主義　206
感情　103
感情易変性　111
感情失禁　112
感情倒錯　109
感情鈍麻　109
感情的決めつけ
　（情動による推論）　203
感情の解離　108
感情の硬化　110
感情の不適切さと不適合
　（不一致）　109
感情の平板化　110
ガンゼル症候群　31, 78, 97, 196

完全主義　206
完全複合幻視　36
眼帯病　32
感動　103
感動錯覚　26
観念形成保続　149
観念奔逸　55
顔面のゆがみ　140
換喩　74

[き]

ギエッシングの周期性緊張病　158
記憶幻覚　96
記憶増進　100
記憶不信症候群　94
既考感　99
既視感　99
器質性幻覚症　4, 41
器質性健忘　91
器質性昏迷　4
器質性症候群　3
器質性状態　3
器質性神経衰弱　115
蟻走感　38
既聴感　99
吃音　76
企図振戦　145
技能記憶　89
機能性幻覚　27, 42
機能性障害　5
機能性症候群　5
機能性状態　3
機能的無能力　104
機能の全体的評定尺度　15
気分　103
気分の反応性　107
逆向干渉　90
逆向健忘　92
急性器質性症候群　3
境界型パーソナリティ障害　180
共感覚　42
強制泣き　112

220

強制握り　150
強制笑い　112
協同　150
強迫観念　58, 59
強迫行為　58, 59
強迫思考　59
強迫衝動　60
強迫反復　149
強迫表象　59
強迫冒涜　59
恐怖症　60, 106
虚偽記憶　94
虚偽記憶症候群　91
虚偽性障害　98
巨視症　23
拒絶症　151
巨大妄想　72
虚無妄想　72, 120
切り替えの障害　149
緊張病　139
緊張病性興奮　160
緊張病性昏迷　158

[く]

クヴァード症候群
　　（擬娩症候群）　193
空間形態の変化　22
空想虚言　96
空想幻覚症　69
空想錯覚　25
空想上の恋人症候群　69
具体的思考　74

[け]

痙性斜頸　145
軽躁病　115
結論への飛躍　204
「気配」の感覚　40
ゲルストマン症候群　49
幻覚　25, 27
幻覚症　41
幻覚症候群　41

衒奇症　143, 154
衒奇的姿勢　155
幻嗅　37
言語常同症　57, 154
言語新作　79
言語性失語　82
言語性常同症　147
言語性保続　154
言語的連合　55
言語忘却症　96
現在症診察表　17
幻肢　45
幻視　36
現実感喪失　120
幻触　38
幻声　33
幻聴　33
見当識　130
減動症　157
健忘　89
健忘状態　92
健忘性障害　4
幻味　38

[こ]

行為遂行意識　120
攻撃者との同一化　200
攻撃性　162
恍惚　116, 140
公正さの誤謬推理　204
考想拡散　34
考想化声　34
考想奪取　61
考想伝播　34, 61
考想吹入　60
後退視症　23
興奮　159
高揚　115, 140
合理化　201
合理的思考　53
ゴードン現象　146
コカイン虫　38

索引　221

語間代　149
心のフィルター　205
心の読みすぎ（心を読むこと）　204
心の理論　126
語唱　154
個人化　120
個人化（自己関連づけ）　206
コタール症候群　192
誇大妄想　69
誤同定　99
言葉の滑稽な誤用　80
言葉のサラダ　80
こびと幻覚　36
こびと幻視　23
コルサコフ症候群　2, 92, 197
コロ　48, 193
混合　75
混合思考　76
混合性パーソナリティ障害　187
昏眠　4, 133
昏迷　142, 157
困惑　109

[さ]

罪業妄想　71
作業記憶　87
先読みの誤り（易者の誤り）　204
「作為」体験　125
錯語　79, 154
錯視　25
錯聴　25
錯乱　131, 133
作話　95
「させられ」体験　125
錯覚　25
詐病　98
散漫思考　76

[し]

自我意識　119
自我異和性　61
自我違和的　7

視覚性語図式　81
視覚性失象徴　81
視覚的符号化　88
自我親和性　61
自我親和的　6
しかめ顔　140
時間体験の変容　24
時間的見当識　131
色情狂　69
刺激性　115
次元方式　169
自己愛性パーソナリティ障害　185
思考所有の障害　58
思考疎隔化　60
思考速度の障害　55
思考途絶　58
思考内容の障害　62
思考の制止ないし緩徐化　56
思考の連続性の障害　57
思考反響　34
自己障害　126
自己所属感　120
自己像幻視　43
自己体験　119
自己単一性の即時的意識の障害　122
自己能動性の意識の障害　120
自己の境界の障害　124
自己の連続性の障害　123
磁石反応　150
自生的運動　144
姿勢の障害　155
姿勢の保続　152, 156
自生妄想　63
疾患単位　1
失見当識　131
失語　80
失算　81
失声　77
嫉妬妄想　68
失認　81
失認性失読　81
失立失歩　191

シデナム舞踏病　145
自伝的記憶　88
自動服従　148
「自閉的」思考　53
シャルル・ボネ症候群　31, 37, 45, 192
集団ヒステリー　117
主観的運動障害　137
主観的二重身症候群　192
術語新作　79
出典健忘　94
出眠幻覚　44
受動攻撃性パーソナリティ障害　186
受動的注意　129
受容失語　81
順向干渉　90
純粋語唖　83
純粋語聾　81
昇華　202
症候群　1, 2
小視症　22
冗長さ　55
象徴の誤用　74
情緒不安定性パーソナリティ障害　179
情動　103
常同運動　147
情動易変性　112, 140
衝動型パーソナリティ障害　179
衝動行為　161
常同姿勢　155
常同症　147, 154
情動的応答の逆転あるいは欠如　107
情動の狭小化　110
情動の平板化　110
情動反響　114
情動反響の喪失　122
小動物幻視　132
承認の希求　203
小発作重積状態　158
職業せん妄　132
思路の障害　54

心因性健忘　90
心因性昏迷　158
心因性精神病　8
心因性の興奮　160
心因反応　7
心気症　71
心気妄想　70
神経症　6
神経症性　6
神経症性, 外向性, 開放性パーソナリティ評価法　172
真正幻覚　28
真正妄想　62
身体化障害　191
身体感覚性増幅　202
身体像の障害　124
身体像の変容　47
身体パラフレニー　48
侵入的記憶想起　101
人物誤認　99
心理枕　155

[す]

錐体外路性副作用　164
図式亢進症　47
図式錯誤　48
図式低下症　47
ススト　194
ストックホルム症候群　200
ストループ検査　5
スプリッティング　180, 202
すべき自慰　207
すべき思考　206

[せ]

生気心気抑うつ　113
制御喪失感　125
静止時振戦　144
正常な情動反応　104
精神医学的障害の分類　1
精神運動性制止　113
精神神経学臨床評価表　17

索引　223

精神遅滞　52
精神年齢　51
精神病　6
精神病性　6
性的幻覚　38
制縛性（強迫性）
　　パーソナリティ障害　183
赤視症　22
全か無か思考　202
前向健忘　92
潜在健忘　98
選択性緘黙　77
選択的知覚　205
選択的注意　87
前頭葉認知症　5
セントルイスヒステリー　191
せん妄　4, 161

[そ]

双眼鏡トリック　205
双極性スペクトラム障害　116
相互変身症候群　192
想像的思考　53
躁病　115
躁病性興奮　160
ソフト徴候　146
存在感　120

[た]

ダート症候群　194
体系化　64, 66
体系的妄想　65
大視症　23
対照思考　59
代理人によるミュンヒハウゼン
　　症候群　97, 198
多幸症　115
多重人格障害　123
脱線　75
脱落　75
ため込み癖　195
短期記憶　87

談話心迫　56

[ち]

置換　74, 75
チック　144
知的誤解釈　27
知的能力障害　52
知能　51
知能検査　51
知能測定　51
遅発性ジスキネジア　146
遅発性統合失調症　36
注意　129
中間失語　82
中枢（伝導）失語　82
中毒性錯乱状態　133
聴覚過敏　21
聴覚鈍麻　22
長期記憶　87
重複記憶錯誤　192
貯蔵語　79
直観像　28, 101
陳述記憶　89

[つ]

追従　150
痛覚および深部感覚　39

[て]

ディオゲネス症候群　176, 195
抵抗症　151
適応運動の障害　139
適応障害　105
手続き記憶　89
てんかん発作重積状態　158
転導性　129
電文体　83

[と]

動因喪失症候群　109
投影　201
投影的同一視　181, 201

動機のある忘却　91
ドゥ・クレランボー症候群　194
統合国際診断面接　18
統合失調型パーソナリティ障害　178
統合失調言語症　80
統合失調質パーソナリティ障害　176
統合失調症性認知症　52
統語失語　82
同語反復　149
動物寄生妄想　40
とがり口　140, 158
独善的認知　206
途絶　141
遁走　90, 135
遁走状態　135

[な]

内示記憶　89
内蔵幻覚　39
ナルコレプシー　44

[に]

握り反射　150
二次症状　3
二次妄想　64
二重身　43, 192
偽幻覚　28
二分節性　64
入眠幻覚　44
認知症　5, 52
認知の変容　202

[の]

能動的注意　129

[は]

パーソナリティ　168
パーソナリティ障害　7, 167
パーソナリティ障害質問表　172, 174
パーソナリティ障害診察表　173
パーソナリティ評価表　172

パーソナリティ標準化評価　172
パーソナリティ標準化評価
　　短縮尺度　172
「ハード」徴候　146
徘徊状態　90
配偶者不貞妄想　68
破局視　205
破局的体験後の持続的
　　パーソナリティ変化　188
場所的見当識　131
パニック発作　106
パラノイア　67
パラノイド　67
パラノイド精神病　65
パレイドリア　26
反響会話　148
反響言語　148, 155
反響語症　155
反響動作　148
反射幻覚　42
反芻　58, 59
半側空間無視　48
ハンチントン舞踏病　145
反動形成　201
反応運動　140
反応運動の障害　140
反復言語　147
反復発語　83

[ひ]

被愛妄想　69
被暗示性　97
被影響現象　125
被影響妄想　67, 137
ピオ神父現象　38
被害妄想　66
比較　203
非現実思考　53
皮質性運動失語　82
非社会性パーソナリティ障害　181
ヒステリー性仮性認知症　78, 97
ヒステリー性健忘　90

索引　225

ヒステリー性精神病　30
ヒステリー性
　　パーソナリティ障害　178
ヒステリー性もうろう状態　135
非体系的妄想　65
悲嘆反応　104
否定妄想　72
非適応運動の障害　144
被毒妄想　67
人に関する見当識　131
否認　109, 199
ピブロクト　194
非目標指向性の異常な
　　行動パターン　157
病院嗜癖　197
表出運動の障害　139
表出失語　82
病態失認　48
病的虚言　96
病的嫉妬　197
病的中毒　161
病的な情動の障害　112
病的な情動表現　109
病的不安　115
病的酩酊　161
病的抑うつ　114
表面幻覚　39
敏感関係妄想　65
貧困妄想　72

[ふ]

不安　105
不安健忘　93
不安性（回避性）
　　パーソナリティ障害　184
不安な予感　106, 107
不機嫌躁病　111, 115
符号化　87
ふざけ症　5, 116
不治の精神病にかかった
　　という妄想　70
不全失語　80

再び生まれること　123
不貞妄想　68
舞踏病　145
部分的複合幻視　36
ブラウン・セカール麻痺　47
ブラックアウト　92
フラッシュバック　100
フラッシュバルブ記憶　88, 100
ブリケ症候群　179, 191
フレゴリ症候群　196
ブローカ失語　82
ブロック病　191
「文化結合」症候群　193

[へ]

併存症　16
変形巨視症　22
変形視症　23
片側身体失認　48

[ほ]

防衛機制　199
方向性のない空想的思考　53
ポーレ症候群　198
補完錯覚　26
保続　57, 149, 154
匍匐現象　27
ほほ笑みうつ病　111, 139

[ま]

マイナス化思考　203
的はずし応答　78, 97, 196
まとまりのある観念奔逸　55
幻の器官　46
幻の鏡像　43
慢性器質性状態　5

[み]

未視感　99
満ち足りた無関心　108
ミネソタ多面
　　パーソナリティ検査　171

ミュラーーリヤー錯覚　25
ミュンヒハウゼン症候群　97, 197
ミロン臨床多軸質問表　172

[む]

無感情　109, 115
無言もしくは緘黙　77
無図式症　47
むずむず脚症候群　195
無動症　142
無動無言症　78, 158
無連続症　74

[め]

名辞（健忘）失語　82
命令拒絶症　151
命令幻覚　33
命令自動症　148
滅裂　55
メンタライゼーション　126

[も]

妄想気分　63
妄想構築　65
妄想性誤解釈　63
妄想性醜形恐怖　71
妄想性人物誤認症候群　192
妄想性のとらわれ　71
妄想性パーソナリティ障害　176
妄想体系　65
妄想知覚　63
妄想着想　63
妄想追想　64, 99
妄想の現実性　72
妄想様観念　62
もうろう状態　4, 134
目標指向性運動の障害　141
目標指向性の異常な
　　行動パターン　162
モリア　116

[や]

ヤーキース・ドットソン曲線　105

[ゆ]

優格観念　62
融合　75

[よ]

陽性人物誤認　100
要素幻視　36
要素幻聴　33
抑圧　91, 201
抑うつ気分　106
抑うつ性パーソナリティ障害　187
抑制　91
4つの体液　167

[ら]

ラター　194
乱交行動　163

[り]

離人症　120
理想化　200
利他性　199
リボーの記憶逆行律　93
両価傾向　152
両価性　152
緑視症　22

[れ]

歴年齢　51
レッテル貼り　204
レビー小体病　5
恋愛妄想（症）　69, 194

[ろ]

蝋屈症　156
「路線」思考　2

[わ]

ワーキングメモリ　87

監訳者あとがき

本書は Patricia Casey & Brendan Kelly：『Fish's Clinical Psychopathology：Signs and Symptoms in Psychiatry (third edition)』(Gaskell, London, 2007) の全訳である。原著は 1967 年の初版，1985 年の第 2 版を経て，本書が第 3 版である。

まず原著の経緯について簡単に説明しておこう。

初版（1967年）[注1]

リバプール大学精神科教授 Frank Fish はカナダのマニトバ大学精神科長 George Sisler 教授からの招聘を受け，同科において精神疾患の現象学に関する連続セミナーを行った。セミナーが好評を博したため，Fish は精神医学的症状の古典的記述など英語文献に不足しているものを補うべく，『Clinical Psychopathology-Signs and Symptoms in Psychiatry』という表題の短い本を書き，それが本著の初版となった。

その目次を第 3 版と比べると「第 1 章　はじめに」があり，パーソナリティ障害の章がない。

「第 1 章　はじめに」の書き出し部分に本書の目的が示されており，以下に引用する。

「本書の目的は精神神経科的諸障害に生じる徴候と症状を客観的方法で記述することである。英米の精神医学文献に通じた者は皆，精神医学的症状・徴候を英語で入念に記述したものがないことを知っているであろう。だが奇妙なことに，筆者が先に精神医学の教科書（『精神医学概

注 1) Fish, F.: Clinical Psychopathology: Signs and Symptoms in Psychiatry. John Wright & Sons, Bristol, 1967.

要 An Outline of Psychiatry』）を発表し，その中に症状学総論に関する詳細な一節を含めたことに対して，ある書評は記述が詳しすぎるといって嘲笑したのである。本書はその書の症状学に関する章を拡大したものとみなしうるものであるが，新たな題材が書き加えられており，当然，異なる読者層を対象としている。精神薬理学と生化学的・神経生理学的研究の発展につれて，精神医学における臨床症状を入念に記述することの必要性がいっそう増している。十分な臨床的知識がなければ，精神医学の研究は不毛なものになるであろう。

　Jaspers の『精神病理学総論 Allgemeine Psychopathologie』の英訳が最近出版されたことにより，英米の精神科医は精神医学的徴候・症状に関するドイツの古典的記述を初めて知ることができた。症候学に関するドイツの見解が英語で解説されたものはこの著作しかないことは残念である。というのは，この著作は哲学的な記述が多すぎ，やや時代遅れであり，Jaspers が受け入れなかった見解を正当に評価していないからである。本書は精神医学・臨床心理学の卒後研修生を対象に，精神医学的症状・徴候を適切に論述しようとしたものである。理想を言えば，こうした書は症状の精神力動学的解釈や，精神医学的問題に関連した神経生理学的な事実と理論をも取り扱うべきであるから，筆者は精神医学者，心理学者，神経生理学者からなるチームを組んでそうした書を著そうと考えたが，多忙のためにいまだ実現できていない。こうした事情から，本書はもっぱら精神医学的症状の記述と評価を取り扱う。ただし，必要に応じて英語ではよく知られていない理論的諸概念も簡潔に論じることにする。

　「第2章　精神医学的障害の分類」の章には次の分類が示されていた。この分類の大枠は Schneider, K. による「臨床精神医学の体系」にならったものであるが，Leonhard の見解を取り入れて機能性精神病（内因性精神病）は感情病，類循環精神病，統合失調症という3つの下位群に分類されていた。

1. 心的生活の異常変異 abnormal variations in mental life
   a. 異常知能素質 abnormal intellectual endowment
   b. 異常パーソナリティ abnormal personalities
      i. 反社会性パーソナリティ antisocial personality：英米の意味での精神病質パーソナリティ。
      ii. 異常パーソナリティ abnormal personalities：反社会的パーソナリティでないもの。
      iii. 異常パーソナリティ発展 abnormal personality developments
         α．神経症性発展 Neurotic developments
         β．精神病様発展 psychotic-like developments
   c. 異常体験反応 abnormal reactions to experiences
      α．神経症性反応 Neurotic reactions
      β．精神病様反応 psychotic-like reactions
2. 精神疾患 mental illnesses
   a. 機能性精神病 functional psychoses
      i. 感情病 affective psychoses
      ii. 類循環精神病 cycloid psychoses
      iii. 統合失調症 schizophrenias
   b. 器質性状態 organic states

本文中では類循環精神病はさらに不安至福精神病，錯乱精神病，運動精神病の3群に分類されていた。

初版改訂版（1974年）[注2)]

Fishが1968年に51歳の若さで夭折した後，リーズ大学教授Max Hamiltonは1974年，本書を含むFishの3冊の主要著書に編者となって改訂を加えた。この際，本書の表題に『Fish's』が追加された。

注 2) Hamilton, M.（ed）: Fish's Clinical Psychopathology: Signs and Symptoms in Psychiatry（revised edn）. John Wright & Sons, Bristol, 1974.

Hamilton によるこの改訂版への序文を以下に引用する。

「Frank Fish はその職業生活を通じて，精神医学の根本は入念に熟練した方法で患者を観察し，それによって患者に対する了解をもたらすことであるという原則を貫いた。Fish は，観察は理論化や推論から区別されるべきである，なぜなら，観察することがなければ，生化学や遺伝子学から社会学や精神力動学に至るまで精神医学のあらゆる分野は基盤を失い，宙に浮くからであると教えた。Fish の早世によってイギリス精神医学は最も偉大な臨床家の１人を失い，ドイツ精神医学は偉大な解説者を失ったが，彼の教えは彼から直接に学び，また彼の著作，とくに晩年に執筆した３冊の本を通じて学んだ門下生たちに受け継がれている。この３つの著作は現在絶版であり，それらを改訂しアップデートする責務が私に課された。私は原文の文体と体裁を保つよう努めた。私が加えた変更は Fish に受け入れられるものであったことを望む。」

British Journal of Psychiatry に掲載された本改訂版への書評[注3] は次のように述べている。

「Hamilton は本書の元来の文体や文調を変えることなく改訂した。Fish は特定の精神科医たちに向けて痛烈な言葉を発したのだったが，Hamilton はさらに何発もの的確なブローを加えたのである！……すべての若い精神科医は１年目の研修を終えるまでに本書を入手し必携とすべきである。」

第２版（1985 年）[注4]

Max Hamilton による２回目の改訂が行われた。本文全体に改訂が加えられ，議論の分かれる諸問題に関する新しい業績についても触れられ

注3）Post, F.: Book Reviews: Fish's Clinical Psychopathology: Signs and Symptoms in Psychiatry. British Journal of Psychiatry 126; 390-393, 1975.

注4）Hamilton, M.（ed）: Fish's Clinical Psychopathology: Signs and Symptoms in Psychiatry.（2nd ed）John Wright & Sons, Bristol, 1985.

た．新たに「第10章　異常パーソナリティおよび精神病質パーソナリティ」が追加され，ICD-9の分類に従ったパーソナリティ障害と性偏倚（パラフィリア）の簡単な解説が加えられた．この第2版はまもなく絶版となり，以後入手困難となっていた．

第3版（2007年）

　第3版となる本書は1985年の第2版以来22年ぶりの改訂である．アイルランド・ダブリン大学のPatricia Casey教授とBrendan Kelly医長によって全文にわたる大幅な加筆と削除が行われており，Hamiltonが編者となった初版改訂版および第2版とは異なり，2人は編者でなく著者となっている．出版社は第2版までのJohn Wright & Sons Ltd. から王立精神科学会The Royal College of Psychiatrists（RCPsych）のGaskell出版（現在のRCPsych出版）に変更されている．なお当学会はBritish Journal of Psychiatryなどの雑誌を発行する英国の代表的な精神医学学会である．

　構成の点での大きな変更点は，精神病理学の哲学的前置きが説明されていた「第1章　はじめに」がすべて削除されたこと，「異常パーソナリティおよび精神病質パーソナリティ」の章が「パーソナリティ障害」と改題されて全面的に書き直され，また性障害に関する内容が削除されたこと，「付録Ⅰ　精神医学的症候群」「付録Ⅱ　防衛と変容」が追加されたことである．

　内容の点での特記すべき変更点は，「精神医学的障害の分類」の章において，旧版でのSchneider, Leonhardに従った分類の説明がほとんど削除され，新たにICD-10とDSM-Ⅳの解説が加えられていること，また各論においても「類循環精神病」に関するほとんどの記述が削除され，代わって最近の多くの知見が取り入れられていること，また文献が最近のものを中心に全面的に入れ替えられていることである．

　言葉遣いにおいては，たとえば「統合失調症者schizophrenics」とい

う表現が「統合失調症患者 patients with schizophrenia」と変更される
など,最近の用語の動向に配慮されている。

　以上の履歴のように,本書は初版以降,後の編者が本文に手を加えることによりアップデートが重ねられている。これは Schneider による同名の著作[注5]（「臨床精神病理学」という言葉は Schneider が先に用いたものである）が著者の死後,本文に手が加えられることなく解説が追加されて版を重ねていることと対照的である。

翻訳の経緯

　中安先生の序文に記されているように,本書の翻訳は,1992 年から東京大学医学部精神医学教室で開催された,本書第 2 版の輪読会から始まった。この輪読会から生まれた翻訳は星和書店より出版される予定であったが,原著第 2 版が出版された 1985 年からすでに数年を経過し,ICD, DSM も改訂されたことから,訳者による解説が必要と考えられたため,この訳文は陽の目を見ないまま数年が過ぎた。

　2007 年 1 月,22 年ぶりの改訂となる原著第 3 版が出版された。針間はただちに中安先生と星和書店編集部に連絡し,第 2 版に代えてこの第 3 版を翻訳出版することを提案し,星和書店からの快諾を得た。同年,針間は勤務する都立松沢病院の若手医師を集め,この第 3 版の輪読会を開催した。こうして進められた翻訳作業は,すでに完成していた第 2 版の訳文に,原文の変更部分を反映させるという手法で行われた。これによってでき上がった訳文を針間が見直し加筆し,さらにその訳稿に中安先生が全面的な校閲を加え,最終的に両者による入念な討議によって訳語・訳文の決定を行った。

　訳者は筆頭著者である Casey 教授とメール連絡を行い,日本語版へ

注 5) Schneider, K.: Klinische Psychopathologie. 15.Aufl. mit einem aktualisierten und erweiterten Kommentar von Huber G und Gross G. Thieme, Stuttgart, 2007.（針間博彦訳:『クルト・シュナイダー 新版 臨床精神病理学』文光堂,東京,2007）

の序文を書いて頂くとともに，Fish の略歴など貴重な情報を提供していただいた。著者の序文に記されているように，現在の精神科臨床における記述的精神病理学の重要性という認識に基づく，この『フィッシュ臨床精神病理学』への着目という点において，著者らと国を超えて意気投合できたことは，訳者らにとって大いに心強いことであった。本書が原書と同様に精神科臨床と研修に役立ち，また記述的精神病理学の復興の一助となることを心より願うものである。

　最後に，翻訳協力者となった東京大学および松沢病院の輪読会メンバー，そして本書の出版に尽力された星和書店編集部の近藤達哉氏，鈴木加奈子氏に対して，この場を借りて心より感謝いたします。

2010 年 3 月，松沢病院にて
針間博彦

初版から第3版までの著者・編者略歴

Frank Fish（初版著者）

　1917年に生まれ，ロンドン市カウパー街の中央教会学校で教育を受けた。その学校は科学と数学の教育に重点を置き，語学はラテン語ではなくフランス語とドイツ語を教えた。

　1939年（22歳），医師になり，通常の病院勤務期間を経て，英国陸軍医療団に入った。1942年（25歳），イタリア軍に捕らわれたが脱走し，1943年（26歳），英国に帰還した。

　1951年（34歳），精神医学の研修を始め，のちにモーズレー病院の専任レジデントとなった。

　1956年（39歳），スコットランド・エジンバラ大学精神科主任講師。

　1964年（47歳），イングランド・リバプール大学精神科教授。

　1968年（51歳），死亡。

　ドイツでLeonhardとの，またノルウェーでChristian Astrupとの共同研究に従事したFishは，これらの研究者の業績を英語に翻訳し解説するとともに，それを発展させることを自身に課せられた責務であると考えていた。さまざまな形態の現象学および精神病理学に深い関心を寄せ，1961年，「精神医学では，われわれは気づくことなく，しばしばさまざまな種類の心理学を用いている」[注6]と述べている。こうした関心から1967年，カナダで現象学について一連のセミナーを行い，これが本書の初版である『臨床精神病理学：精神医学における症状と徴候』という画期的著書となって出版された。教科書として本書のほか『Schizophrenia』[注7]，『An

---

注 6) Fish, F.: Existentialism and Psychiatry. Journal of Mental Science 107; 978-985, 1961.

Outline of Psychiatry』注8) を著したほか，精神医学に関する数多くの論文を発表した．

Max Hamilton（初版改訂版および第2版編者）

リーズ大学精神科名誉ナフィールド教授．1934年，ロンドン大学病院で医師免許を取得したのち，キングズ大学病院，トゥーティング・ベック病院勤務．1953年，リーズ大学精神科上級講師．1960年，『ハミルトンうつ病評価尺度』を発表．1963年，リーズ大学精神科ナフィールド教授．臨床業務，研究，教育のほか，Frank Fish 教授の3冊の著作を編集した『Fish's Clinical Psychopathology』，『Fish's Schizophrenia』注9)，『Fish's Outline of Psychiatry』注10) を発表した．このうち『Fish's Schizophrenia』は1980年，山下訳による日本語版注11) が出版された．

Patricia Casey（第3版著者）

ダブリン大学精神科教授，マーター・ミゼリコーディエ大学医学部附属病院精神科専門医．5冊の著書がある．研究領域はパーソナリティ障害と自殺．「うつ病の転帰に関する国際ネットワークグループ ODIN (Outcome of Depression International Network) Group」の中心的研究者の1人であり，British Medical Journal, British Journal of Psychiatry などに40以上の論文を発表．Psychiatric Bulletin (Royal College of Psychiatrists 発行) 編集委員．1994年から1999年にかけて Fitness to Practice Medical Council Committee を主宰．アイルランドの新聞・雑誌に定期的に寄稿し，現在，新聞『the Irish Independent』に毎週コラムを掲載．

注7) Fish, F.: Schizophrenia. John Wright & Sons, Bristol, 1962.
注8) Fish, F.: An Outline of Psychiatry. (2nd ed) John Wright & Sons, Bristol, 1964.
注9) Fish, F.: Fish's Schizophrenia. (2nd ed) John Wright & Sons, Bristol, 1976.
注10) Hamilton, M.: Fish's Outline of Psychiatry. John Wright & Sons, Bristol, 1978.
注11) 山下格監訳，M.ハミルトン改訂：『フィッシュ精神分裂病』金剛出版，東京，1980.

Brendan Kelly(第 3 版著者)

　ダブリン大学精神科・成人精神医学部門,マーター・ミゼリコーディエ大学精神科専門医・上級講師。2003 年,Gaskell 賞(王立精神医学会)受賞。研究領域は精神病の疫学,精神疾患と社会的要因の関係など。医学博士号および医療管理と疫学の修士学位を取得。Lancet, British Medical Journal, American Journal of Psychiatry, British Journal of Psychiatry など広範な医学・精神医学雑誌に論文を発表。

監訳者略歴

針間博彦（はりま　ひろひこ）

- 1963 年　山口県宇部市に生まれる
- 1988 年　東京大学医学部医学科卒業
- 1997 年　東京大学大学院医学系研究科修了，東京大学医学部精神医学教室助手
- 1999 年　東京都立松沢病院精神科医員
- 2002 年　東京都立松沢病院精神科医長，現在に至る
- 専攻：臨床精神医学，精神病理学

中安信夫（なかやす　のぶお）

- 1949 年　山口県宇部市に生まれる
- 1975 年　東京大学医学部医学科卒業，精神医学教室に入局
- 1984 年　群馬大学医学部神経精神医学教室・講師
- 1988 年　東京都精神医学総合研究所社会精神医学研究部門・副参事研究員
- 1991 年　東京大学医学部精神医学講座（現大学院医学系研究科精神医学分野）・准教授，現在に至る
- 専攻：臨床精神医学，精神病理学

フィッシュ臨床精神病理学　精神医学における症状と徴候　第 3 版

2010 年 3 月 8 日　初版第 1 刷発行

著　者	パトリシア・ケージー　　ブレンダン・ケリー
監訳者	針間博彦　中安信夫
発行者	石澤雄司
発行所	㈱星和書店

東京都杉並区上高井戸 1-2-5　〒168-0074
電話　03（3329）0031（営業）／03（3329）0033（編集）
FAX　03（5374）7186
http://www.seiwa-pb.co.jp

ⓒ2010　星和書店　　Printed in Japan　　ISBN978-4-7911-0731-5

増補改訂 分裂病症候学

記述現象学的記載から神経心理学的理解へ

[著] 中安信夫

A5判　上製函入　876頁　本体価格 13,000 円

「症候学」の観点から精神医学を問い直す、刺激にみちた論文集！

完売となった旧版に大幅増補。初期分裂病論、宮崎勤精神鑑定書をのぞく大半を収録した論文集。臨床実践をもとに分裂病症候をつまびらかにしようとする筆者の「症候学」の観点から、精神医学を問い直す。旧版からの14篇のほか、新たな15篇と書き下ろし1篇を加えた、計30篇。専門家必読の一冊。

続　統合失調症症候学

精神症候学の復権を求めて

[著] 中安信夫

A5判　上製函入　652頁　本体価格 9,800 円

**『増補改訂 分裂病症候学』の待望の続編
この10年の成果がすべてここに！**

『増補改訂 分裂病症候学―記述現象学的記載から神経心理学的理解へ』(星和書店, 2001)の続編。統合失調症の辺縁症状論、初期統合失調症論、操作的診断基準批判の3つのテーマを柱とし、26編から成る。現今のマニュアル精神医学を危惧し、精神症候学の復権を求めて奮闘したこの10年の成果がこの一冊に！　症候学に基づく精神科診療の真髄！

発行：星和書店　http://www.seiwa-pb.co.jp　価格は本体(税別)です

初期分裂病

[著] 中安信夫

A5判　152頁　本体価格 2,670 円

分裂病の特異的初期症状研究を重ねてきた著者が、一つの臨床単位としての「初期分裂病」を提出。初期分裂病の特異的4症状を導きだし、分裂病臨床の客観的診断基準の確立を試みる。

初期分裂病／補稿

[著] 中安信夫

A5判　288頁　本体価格 4,800 円

分裂病の早期発見、早期治療を研究テーマとし、「初期分裂病」という臨床単位を提唱する著者の最新論文集。初期分裂病の更なる概念の確立を目指した力作が満載。

発行：星和書店　http://www.seiwa-pb.co.jp　価格は本体(税別)です

クレランボー精神自動症

[著] G・ドゥ・クレランボー
[訳] 針間博彦　[推薦の辞] 中安信夫

A5判　上製　368頁　本体価格 6,800 円

20世紀初頭の最大の臨床精神医学者の一人、ドゥ・クレランボー。彼の詳細な臨臨床観察、それを映し出す緻密な記述、そしてそこから導かれた精神自動症理論。そのすべてを訳出した待望の書。

宮﨑勤精神鑑定書別冊
中安信夫鑑定人の意見

[著] 中安信夫

A5判　上製函入　640頁　本体価格 15,000 円

幼女連続誘拐殺害事件被告人に対する、中安鑑定人による精神鑑定書全文を、ほぼ原文のまま収録。類似事件の続発する昨今の状況が、筆者に鑑定書の公表を決断させた。さらに解説として、この鑑定書についての講演録を併載。

発行：星和書店　http://www.seiwa-pb.co.jp　価格は本体(税別)です